はたらく女子の
オフィスで

「カベ」ストレッチ

絵　著
おおきなお　古賀直樹

CONTENTS

はじめに　　　P.6
疲れとは　　　P.10
「首」「肩」「背中」「腰」がこりやすいのはなぜ？　　　P.12
ストレッチをするメリット　　　P.14
どうして「カベ」なの？　　　P.18
本書の使い方　　　P.20

目的に合わせたおすすめストレッチ組み合わせ　　　P.123
おわりに　　　P.126

首

コンディションをチェックしてみよう！		P.22
症状解説	ストレートネック	P.24
no.01	ぶりっ子ストレッチ	P.26
no.02	湯上りストレッチ	P.28
症状解説	VDT症候群	P.30
no.03	頬杖ストレッチ	P.32
no.04	カベを見上げてストレッチ	P.34
コラム1	目の疲れに『外眼筋びよーんストレッチ』	P.36

肩

コンディションをチェックしてみよう！		P.38
症状解説	頚肩腕症候群（けいけんわん）	P.40
no.05	投球ストレッチ	P.42
no.06	ガッツポーズストレッチ	P.44
no.07	指でお散歩ストレッチ	P.46
症状解説	肩関節周囲炎	P.48
no.08	背泳ぎストレッチ	P.50
no.09	肘回しストレッチ	P.52
コラム2	頑固な肩コリの原因!?『肩甲挙筋』（けんこうきょきん）	P.54
コラム3	肩の動きを軽くする『ローテーターカフ』	P.55
症状解説	胸郭出口症候群（きょうかくでぐち）	P.56
no.10	水をすくって平泳ぎストレッチ	P.58
no.11	直角カベ押しストレッチ	P.60
コラム4	筋肉痛とコリってなにが違うの？	P.62

背中

コンディションをチェックしてみよう！		P.64
症状解説	慢性的な背中のコリ	P.66
no.12	だるまさんが転んだストレッチ	P.68
no.13	引き戸がひらかない！ ストレッチ	P.70
no.14	周りをきょろきょろストレッチ	P.72
no.15	カベにふて寝ストレッチ	P.74
症状解説	背中の痛み	P.76
no.16	かかとふりふりストレッチ	P.78
no.17	メトロノームストレッチ	P.80
コラム5	「腹が立つ」とき、本当に腹は立っているの？	P.82

腰

コンディションをチェックしてみよう！		P.84
症状解説	慢性腰痛	P.86
no.18	カベに長座ストレッチ	P.88
no.19	振り向き美人ストレッチ	P.90
no.20	カベドン！ ストレッチ	P.92
コラム6	痛いときは温湿布？ それとも冷湿布？	P.94
コラム7	休みの日にいくら寝ても寝足りないのはなぜ？	P.95
症状解説	腰椎椎間板ヘルニア・坐骨神経痛	P.96
no.21	おへそふりふりストレッチ	P.98
no.22	スパイダーマンストレッチ	P.100
コラム8	「骨太」っていうけど骨は太ったり痩せたりするの？	P.102

美容

*no.*23	カベで肘立て伏せストレッチ	P.104
*no.*24	二の腕伸ばしストレッチ	P.106
*no.*25	モデル気分ストレッチ	P.108
*no.*26	耳ハンモックストレッチ	P.110
コラム9	マッチョな人は体がかたい？	P.112

珍スポット

*no.*27	行かないで！ ストレッチ	P.114
*no.*28	コーナーキックストレッチ	P.116
*no.*29	テーブルで寝返りストレッチ	P.118
*no.*30	個室でストレッチ	P.120
コラム10	つまらないオトコと、くだらないオンナのはなし	P.122

INTRODUCTION

はたらく女性は「コリ」にさらされている！

　今や国民病ともいわれている首や肩のコリ。一般的に女性は、男性に比べて筋肉量が少なく、細い首で重たい頭を支え、華奢な肩で腕と胸の重みを支えているため、こりやすい体質といえます。筋肉量が少ないと体の熱を作り出す力も少ないので、冷えやすく、その結果、血流も悪くなって疲労物質もたまり、コリを進行させてしまうのです。

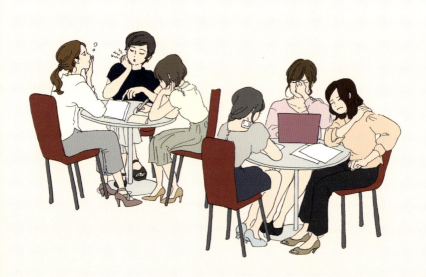

はじめに

　もちろん、体質だけでなく、環境や姿勢も筋肉の疲れに大きく関係します。オフィスでのパソコン作業に加えて、家に帰ってからもスマホを触っていると、首や肩の筋肉は休むひまがありません。コリは次第に蓄積され、つらい症状へと発展していきます。

現代の駆け込み寺、整体

　平日の疲れを癒しに、多くの人々が通う整体やマッサージ。
　近年では、治療院の数もどんどん増えています。かくいう私も東京都内で「整体・鍼灸（しんきゅう）」をメインに治療院を営んでいます。治療院に来られる人々に共通するお悩みは、次のようなものがあります。

　　「朝起きると寝違いで首が痛くて……。月に２度も
　　　３度も寝違いで首を痛めてしまう。」
　　「デスクワークなので、平日に肩がこるのは分かる
　　　が、休日もずっと肩がこったままの状態が続いて
　　　いてつらい。眠りも浅い感じがする。」
　　「１年に１～２回ほど、必ずひどいギックリ腰になっ
　　　て会社を３日以上休んでしまう。」

こうした不調の多くは、「平日のデスクワーク」や「姿勢」といった生活習慣が原因のため、疲れやコリを休日にまとめて癒そうとしても、なかなか回復が追いつきません。

整体師さんがセルフストレッチをすすめるワケ

　私の治療院では、鍼灸治療や整体療法に加えて、患者さんに自宅や職場でできるストレッチをおすすめしています。
　初めのうちはストレッチを紹介しても忘れてしまう人が多く、継続してもらうのに苦労しました。試行錯誤の上、覚えやすいネーミングや出先でも手軽にできるものを考案していき、今に至ります。
　本書では、その中から、とくに「筋力の少ない女性でもできるもの」「出先で手軽にできるもの」に厳選して紹介しています。どうして「カベ」なのか？　は後ほどご説明します（P.18）。

はじめに

　継続している患者さんの多くから、下のような"喜びの声"を聞いています。休日にまとめて疲れを癒すだけでなく、まずは疲れを蓄積しないことが最大の対処法です。

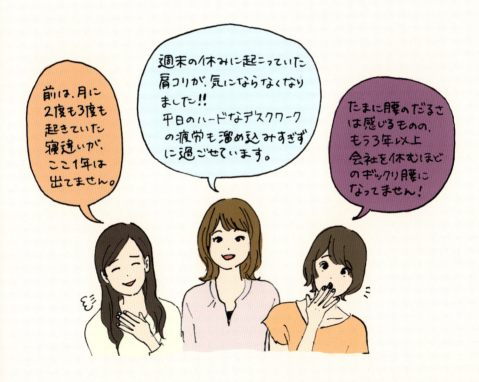

WE ARE TIRED...

何もしていないのに疲れるのはなぜ？

　「急な運動をした後に腰痛になった」というように明確に何かをしたことが原因で起こる体の疲れや痛みもあれば、何もしていないのに（普段の生活の中で）起こるものもあります。腰痛を例に挙げると、前者のような急性腰痛よりも、後者のような慢性腰痛の方が実は多かったりします。

　どうして何もしていないのに疲れや痛みが起きるのでしょうか。一因として、地球上で生活している私たちには、常に重力がかかっていることが挙げられます。

　座っている姿勢は一見リラックスしているようにみえますが、もし本当にすべての筋肉の力が抜けていれば上半身は前か後ろに倒れてしまいます。デスクワークで長時間座っているとき、背中やその他の筋肉は常に緊張状態にあるのです。

疲れとは

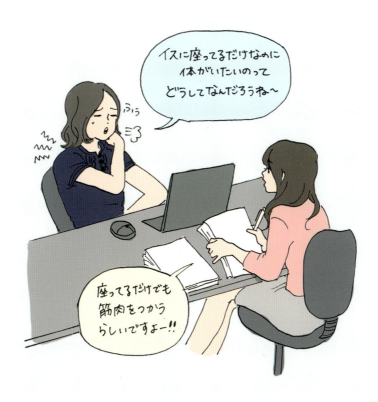

QUESTION

A1. それは、二足歩行の代償と宿命!?

　今から約500〜600万年前、ヒトは進化の過程で二足歩行になりました。四足歩行のときは、両腕を地面につけていたため、体の重みが分散されていました。しかし、地面につけていた両腕を持ちあげ、頭を一番上に乗せてぐらぐらとバランスをとりながら移動するようになると、重たい頭を支える細い首の筋肉や、両腕と両肩甲骨の重みを支える両肩の筋肉に負担が集中することに……。その上半身の重みは、当然その下の背中や腰にかかります。このように、私たちは「首」「肩」「背中」「腰」に負担をかけながら、二足歩行を可能にしているのです。

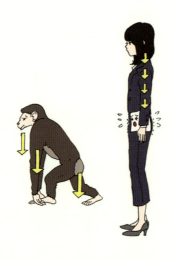

「首」「肩」「背中」「腰」が こりやすいのはなぜ？

A2. 背骨の歪みが原因かもしれません。

　背骨を横から見ると、首の部分は7個の頸椎(けいつい)が前弯(前に張り出すようにアーチ状に配列している)、12個の胸椎(きょうつい)が後弯、そして5個の腰椎(ようつい)がふたたび前弯とS字のカーブを描いています。これは、立ったり歩いたりあるいは飛び上がったりしたときの衝撃を上手く吸収するためです。さらに、骨と骨の間には軟骨性の椎間板(ついかんばん)が挟まっていて、背骨の負担を和らげる役目を担っています。

　筋肉が血行不良を起こしてかたくなると、無理な形へと骨を引っぱり歪めてしまいます。こうして衝撃を吸収するはずの背骨のカーブが失われると、コリなどのさまざまな不調があらわれます。

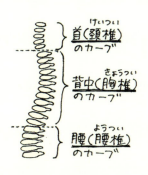

STRETCH BENEFITS

❶筋肉がほぐれて体が柔らかくなる

　「体がかたくても、生きていけるじゃん」と思っている方いませんか。たしかに、中国○○団のように柔らかくなくても日常生活に影響はありませんが、体が柔らかいことの必要性や体がかたいことの危機感が希薄な方は意外に多いように感じます。

　例えば、足を大きく開脚したり、左右の手を背中にまわして後ろで合掌できる人がいますよね。これができるかどうかの違いは『関節を大きく動かせるかどうか』です。関節を大きく動かすためには、関節の周りにある筋肉がしっかりと伸び縮みする必要があります。つまり、良好な筋肉であれば、スムーズに関節を動かしたり開いたりすることができるので自然と柔らかい体になるのです。

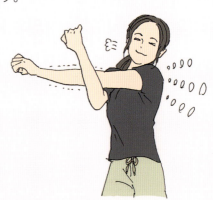

ストレッチをするメリット

体が柔らかいことのメリット

1. 疲れにくくなる

筋肉が柔らかければ、関節も軽い力で動きます。反対に、カチカチな筋肉だと関節を動かす度に余計な力が必要になり、動かす以上の体力を消耗してしまうので、疲れやすくなるのです。

2. ケガを防げる

関節がスムーズに動くことで、不意の衝撃(つまずきや転倒など)の際にバランスを取りやすく、肉離れなどの筋肉や腱、靭帯の損傷を未然に防ぐことができます。

3. 正しい姿勢の維持

体の前後や左右の筋肉の柔軟性に差があり過ぎると、かたい筋肉の方に体が傾いてしまい姿勢が歪みます。放っておくと、猫背や骨盤の歪みへと発展し、肩コリや腰痛などの症状に繋がってしまいます。

❷リラックス効果がある

　ストレッチは、体の「緊張」と「リラックス」をコントロールする自律神経の乱れを整えるのにとっても有効です。
　自律神経には、活動・緊張しているときに働く交感神経と安静・リラックスしているときに働く副交感神経があり、この正反対の2つをバランスよく保つことで私たちは健康に生活を営んでいます。どちらかの自律神経が優位に立っている状態はあまり良くありません。
　例えば、日々の仕事やその他の心配事で「ストレス」や「緊張」を強いられる生活環境が続くと、交感神経ばかりが優位になって副交感神経が十分に働かなくなってしまい、体に不調をきたしてしまいます。
　楽しくじっくり時間をかけてストレッチをすると筋肉が緩んでほぐれて、ストレスを受けていた交感神経の働きも鎮まっていきます。そして、安静・リラックスをしているときに働く副交感神経が優位になり、心身がリラックスするのです。また、日頃からストレッチをおこなうと、ほどよい疲労感とリラックス効果により睡眠の質が上がることも報告されています。

ストレッチをするメリット

❸ムクミの解消効果がある

血液は、心臓のポンプ作用によって全身を巡りますが、リンパ液は心臓のポンプ作用では流れません。その代わり

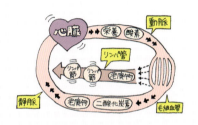

に「筋肉の動く力」を同じくポンプのように使って、リンパ液をリンパ節に送っています。ですから、筋肉を動かさなければリンパの流れが滞り、リンパ管の中の老廃物も溜まって腫れてしまい、「ムクミ」の状態になります。

オフィスで座りっぱなしの状態が続くと、夕方以降に足がパンパンになったりするのは、そのためです。とくに足先などは、重力がかかりやすくリンパの流れが滞りやすいので、積極的にストレッチやマッサージをおこなう必要があります。

ムクミを放っておくと、血液が固まりやすくなって肺や心臓の細い血管を詰まらせてしまうことがあり、命にかかわる深刻な問題になることも。日頃から適度に体を動かして解消することが大切です。

WHY "WALL"

ストレッチをする上で、「カベ」はとっても有効です。

1 気軽さ

カベさえあればいつでもどこでもできます。
特別なマシンや専用ウェア、
下に敷くマットなどはいりません。

2 寄りかかれる

バランス感覚に自信がない人や、
筋力が弱い女性でも安心してストレッチができます。
不安定な態勢でのストレッチも可能に。

3 力のかけ方

カベを「押す」「引っぱる」などの
動作が加わるので、
より多様なストレッチができます。

どうして「カベ」なの？

4 体の固定

体の一部をカベで固定することで、
効かせたい筋肉に
しっかりアプローチすることができます。

5 基準になる

地面に対して垂直なカベを
背にして立てば、
姿勢の歪みを発見することができます。

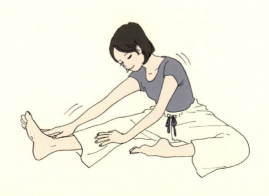

本書の使い方

デスクワークでこりやすい4つの部位「首」「肩」「背中」「腰」に分けて
ストレッチを紹介しています。まずは各部位の「コンディションチェック」で
ご自身に当てはまる症状を見つけてください。
「症状解説」ページに続いて、その症状に合わせたストレッチをご案内します。
もちろん、気軽に気になるストレッチのページを開いて、
「カベ」ストレッチにトライしていただいてもOKです！

ストレッチページの見方

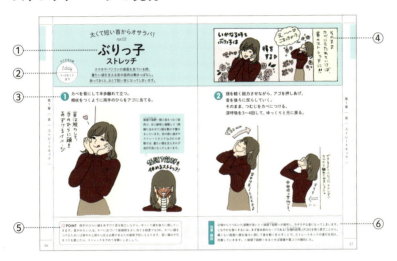

①ストレッチ名		ストレッチを覚えやすくするための名前
②用量		１日あたりのセット数 ※「やりすぎ注意」と書いてあるものは、やりすぎると逆に痛めてしまう恐れがあります
③手順		イラストを交えながらストレッチの手順を簡潔に説明します
④ヒトコマ漫画		仕事の合間にストレッチをする女性たちの一コマ
⑤ポイント		手順のコツやおすすめのやり方などの捕捉事項
⑥効果解説		ストレッチの効果や解説をまとめています

WALL STRECH

PART 1

首

コンディションをチェックしてみよう！
首

Check 01 ▶1人で確認
かたい床の上でうつ伏せになり、顔を真横に向ける

どちらか片方がつかない、または痛い場合は、日頃から姿勢が曲がっているかも

ぺったり

●GOOD!
左右とも床に耳がぺったりとつき、30秒以上つけていても首に違和感がない

▲BAD!
どちらか片方の耳がつけられない、または30秒つけていると首が痛い

✖DANGER!
左右どちらの耳もつけられない、または首が痛い

Check 02 ▶1人で確認
肩を動かさないようにして、首を左右に曲げる

●GOOD!
左右とも同じ角度に傾けることができて、痛みもない

▲BAD!
左右で傾けられる角度が、かなり違う

✖DANGER!
角度が違うだけでなく、傾けたときに痛みや引きつり感がある

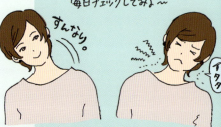

鏡や人に見てもらいながら行うと分かりやすい！毎日チェックしてみよ〜

すんなり。

イタタ

HOW IS YOUR CONDITION?

Check 03　▶2人で確認
顔を15秒、真上に向ける

●GOOD!
15秒間、
とくに痛みやつらさがない

▲BAD!
15秒間続けると、
少し痛みやつらさがある

✖DANGER!
顔を真上に向けると痛い、
倒れそうになる

> 転倒すると危険なので、誰かにサポートしてもらうかすぐに寄りかかることのできるカベの近くでおこないましょう。

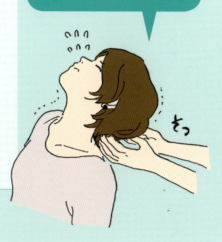

第1章 — 首 — コンディションをチェックしてみよう！

RESULT

BAD！やDANGER！に当てはまった人は「首」の筋肉が疲れているかも。
心当たりがある症状ページのストレッチをしましょう。

カチカチのまっすぐ首
「ストレートネック」
▼
P.24

眼精疲労や
首コリが気になる
「VDT症候群」
▼
P.30

症状解説
カチカチのまっすぐ首
ストレートネック

　首には頸椎(けいつい)という骨があり、この7つの骨がアーチ状に前に張り出して配列しています。これは頭の重さを分散させ、首や肩まわりの筋肉の負担を軽減するためです。この頸椎の並びを「生理的前弯(せいりてきぜんわん)」といい、この生理的前弯が失われて、まっすぐな骨の並びになってしまうことを『ストレートネック』といいます。

　ストレートネックになると、頭の重さを上手く分散することができず、首や肩のコリ、その他の不快症状を引き起こしやすくなります。近年、デスクワークやスマホ操作によってうつむき姿勢の時間が長くなったことで、後天的なストレートネックになる人が増えています。

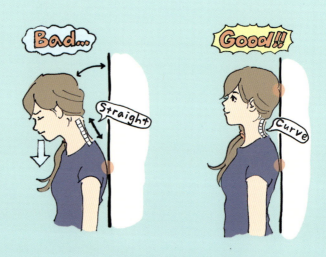

WHAT IS THIS SYMPTOM?

放っておくとどうなるの？

首を前後左右に曲げることが難しくなり、頭痛やめまい、吐き気などの症状もあらわれます。重症化すると、首の骨と骨との間にあるクッションの役目をしている「椎間板」がズレて神経を圧迫し、肩や腕、指先にまでつらい痛みやシビレが出る『頚椎椎間板ヘルニア』になることも。

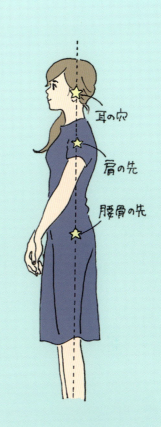

耳の穴
肩の先
腰骨の先

予防・改善するには？

長時間のデスクワークやスマホ操作を避ける、前屈みの姿勢でいる時間を減らす、高い枕をやめるなど、生活習慣の改善を心がけることが第一です。長時間のデスクワークが続くときは、せめて1時間に1〜2回、ストレッチや休息、かたくなった筋肉をほぐして（マッサージや蒸しタオルをあてるなど）首を休めましょう。

立っている／座っているときには、横から見て耳→肩→骨盤が、縦に一直線になるよう姿勢を保ち、首や肩の筋肉の負担を減らします。首は弱い部位なので、症状が改善しないときは無理をしないで早めに医師にかかりましょう。

第1章 — 首 — ストレートネック

太くて短い首からオサラバ！

no.01

ぶりっ子ストレッチ

やりすぎ注意
1day
1～2セットまで

スマホやパソコンの画面を見ている間、重たい頭を支える首の筋肉は働きっぱなし。放っておくと、太くて短い首になってしまいます。

第1章 ― 首 ― ストレートネック ―

① カベを背にして半歩離れて立つ。頬杖をつくように両手のひらをアゴに当てる。

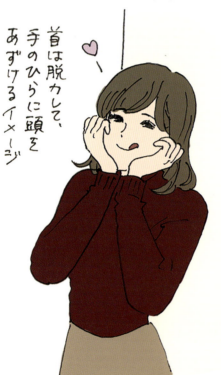

首は脱力して、手のひらに頭をあずけるイメージ

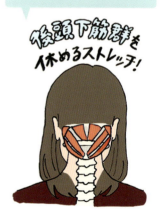

こうとうかきんぐん
後頭下筋群…頭と首をつなぐ筋肉で、主に眼球と連動して（視線に合わせて）頭を動かす働きをしています。目の使い過ぎやストレートネック（p.24）の状態では、重たい頭を支えきれず血行不良になってしまいます。

後頭下筋群を休めるストレッチ！

☑ **POINT**　両手のひらに頭をあずけて首を脱力しながら、ゆっくり頭を後ろに倒していきます。首がかたい人は、カベに近づいて後頭部を少し当てる程度でもOK。カベに頭をつけるためには背中の上部から反る必要があるため猫背予防にもなります。首に痛みや引きつりを感じたら、ストレッチをやめて安静にしましょう。

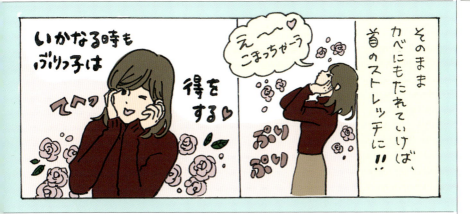

② 頭を軽く脱力させながら、アゴを押しあげ、
首を後ろに反らしていく。
そのまま、つむじをカベにつける。
深呼吸を3〜4回して、ゆっくりと元に戻る。

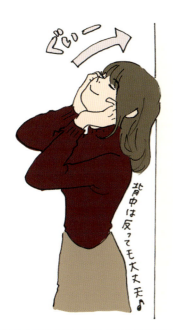

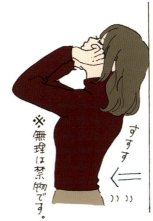

効果・解説

日頃からうつむいた姿勢が多いと＜後頭下筋群＞が疲労し、カチカチな首になってしまいます。しなやかな首にするには、まず首本来のカーブである「生理的前弯」(P.24)を取り戻すことから。痛くない程度に頭を後ろに倒して首を軽く反らすことで、ストレートネックの進行を抑え、改善していきます。＜後頭下筋群＞をほぐせば頭痛や肩コリの緩和にも。

第1章 ― 首 ― ストレートネック

頭痛や目の疲れをリフレッシュ

no.02

湯上り
ストレッチ

やりすぎ注意
1day
1～2セット
まで

頭痛や眼精疲労、食べ物が飲み込みづらいという人は、
頭を支えている<後頭下筋群>に
負担がかかりすぎているかも!?

① 分厚めのタオルを2つ折りにして首にかけたら、
カベに背を向けて半歩離れて立つ。
タオルの端を持って前に引っぱりながら、
背中をゆっくりと反らし頭をカベにつける。

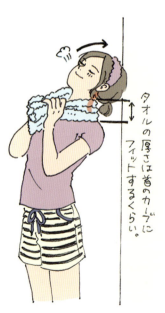

タオルの厚さは首のカーブにフィットするくらい。

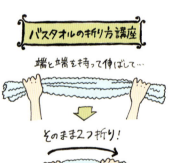

バスタオルの折り方講座

端と端を持って伸ばして…

そのまま2つ折り！

☑ **POINT** タオルの端を前に引っぱりながら首を反らしていくと、タオルが首ツボを刺激し気持ちよくストレッチできます。タオルは、バスタオルやブランケットなどある程度の厚さがあるものを使いましょう。厚さが足りないと首を反らしすぎてしまい逆効果になってしまいます。②では、天井を見ながら頭を軽く揺すります。

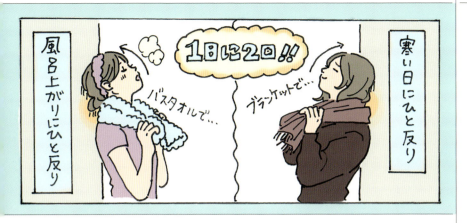

② つむじがカベにつくまで首を反らしたら、
そのままつむじを軸にゆっくりと頭を左右に揺する。
首が疲れない程度に2〜3回揺すったら元に戻る。

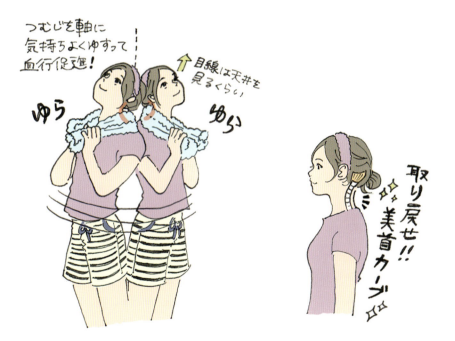

効果・解説 ストレートネック（P.24）による＜後頭下筋群＞の負担は大きく、放っておくと首コリは徐々に深刻化します。首は弱い部位なので、強すぎるマッサージや無理なストレッチによってさらに痛めてしまうことも。タオルなどの柔らかい素材のものを使い、痛くない程度に反らすことからストレートネックの改善をはかりましょう。軽く揺することで、血行も促進されます。

症状解説

眼精疲労や首コリが気になる
VDT症候群

　VDTとは、Visual Display Terminal Syndromeの略で、ディスプレイを長く見続けることによって起こるさまざまな不快症状を指します。

　俗にパソコン病とも呼ばれ、主に、「見る」作業を続けることで起こる目の症状と、重い頭を「支える」負担から起こる首の症状があらわれます。

　長時間のパソコン作業によって起こる首や肩のコリ、眼精疲労はVDT症候群のひとつです。

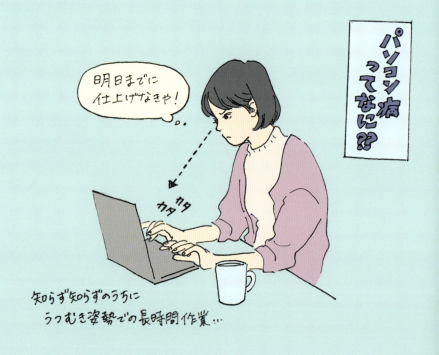

WHAT IS THIS SYMPTOM?

放っておくとどうなるの？

「パソコンを見ていたぐらいで、まさか……」と、高をくくってはいけません。VDT症候群の人は、『ストレートネック』(p.24)になりやすく、悪化すると『頚椎椎間板ヘルニア』(p.25)などの重い症状に発展することも。首を通る自律神経がコリによって圧迫されると、手のシビレや腰痛、不眠、ウツなど体全体に様々な悪影響を及ぼします。

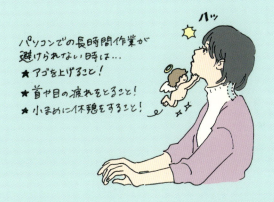

予防・改善するには？

パソコン作業の間に適度な休憩を取ること、首や目そして体全体の疲れを溜めないことが最大の対処法です。例えば、パソコン作業を1時間続けるなら、少なくとも最低1～2回は席を立って、コーヒータイムを設けたり、本書で紹介するような簡単なストレッチをおこなったりすると首や目の疲れもリフレッシュされます。

また、ディスプレイを見るときは、顔を前に出してのぞき込む姿勢をしないように気をつけましょう。頭が頚椎（首の骨）の真上にくるように顔を引き、アゴを少しあげて背筋を伸ばす姿勢を心がけます。首の違和感だけでなく、めまいや吐き気、手のシビレなどが頻繁に起こるときは病院へ行きましょう。

第1章 ― 首 ― VDT症候群

ストレス、緊張、イライラは首の疲労サイン？

no.03

頬杖ストレッチ

やりすぎ注意 1day 1～2セットまで

ストレスや緊張で、首に力が入っていると首コリに発展してしまうことも。首には脳に送る血液や神経系が密集しているため、自律神経が乱れやすくなります。

① カベから1歩離れ、横向きに立つ。
左腕を曲げて、こぶしを耳の下にある胸鎖乳突筋（きょうさにゅうとつきん）に当てる。
そのまま肘先をカベにつけて寄りかかる。

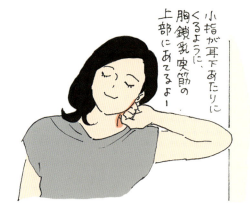

小指が耳下あたりにくるように、胸鎖乳突筋の上部にあてるよー

胸鎖乳突筋（きょうさにゅうとつきん）…首の横（耳の後ろあたり）から鎖骨にかけて走っている大きな筋肉。普段から首を曲げたり、ひねったりと忙しく働くため、疲れやすい。

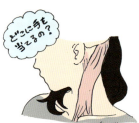

どこに手を当てるの？

振り向いたときに浮き出るあのセクシーな首筋のライン！そう、**胸鎖乳突筋！！**（きょうさにゅうとつきん）

☑ **POINT** こぶしを当てたときに胸鎖乳突筋がパンパンに腫れているようなら、首の筋肉が悲鳴を上げている証拠です。首の筋肉は指などの点で押すと痛めてしまうこともあるので、こぶしの平たい部分を使ってゆっくり圧迫しましょう。痛くない程度におこなえば、だんだんとほぐれていきます。痛みがあるときはストレッチをやめて安静にします。

第1章 —首— VDT症候群

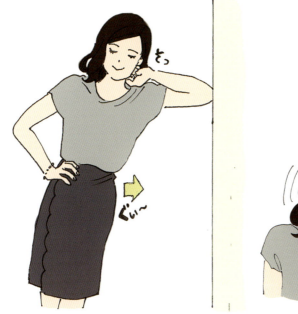

② 胸鎖乳突筋を軽く圧迫するように、
カベに向かって体重をかけて戻す。
3～4回繰り返したら、元に戻る。反対も同じようにおこなう。

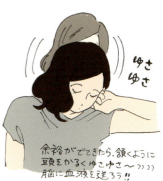

＜胸鎖乳突筋＞の周りには神経やリンパが集中しているため、こり固まった筋肉がそれらを圧迫すると、ストレスや倦怠感、頭痛をも引き起こしてしまいます。首コリを解消するには、長時間のマッサージよりも小まめにほぐすことが大切です。強くもんだりすると首の筋肉は危険を感じてさらに緊張し、かたくなるので注意しましょう。

ひねるだけで、頑固な首コリを改善！

no.04
カベを見上げて
ストレッチ

1day
2～3セット

頭痛や集中力の低下など
仕事の能率を下げてしまう慢性の首コリ。
指圧では効果の出にくい奥深くの筋肉をひねってスッキリ。

① （指をひっかけられそうな場所を探して）
カベに背中と後頭部をつけたら、
左腕を肩の真横で一直線に伸ばす。
そのままカベの角に指をひっかけたら、体重を右にかける。

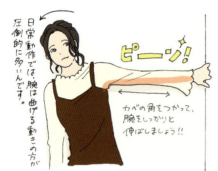

② カベに後頭部をつけたまま、
首を右にゆっくりと倒す。（5秒静止）

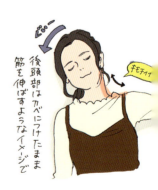

☑ **POINT** 腕を伸ばしながら首を倒したりひねったりすると、腕から首にかけて連結する筋肉をまとめてほぐすことができます。首をひねる行為は危険なので、最初から最後までカベから頭や肩甲骨を離さないように注意しておこないましょう。急にひねるとグキっと痛めてしまうので、ゆっくりと慎重に。体重をかけて二の腕もしっかり伸ばします。

第1章 ― 首 ― VDT症候群 ―

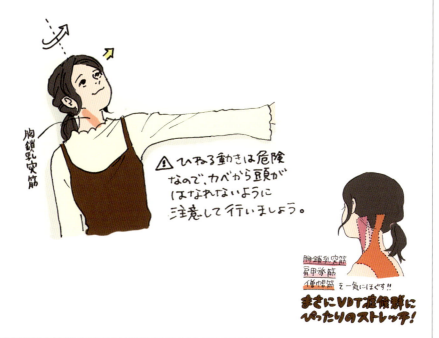

3 首の角度は変えず、
左耳をカベにつけるような気持ちで（※つける必要はありません）
ゆっくりと首をひねる。目線は後ろのカベの上方へ。（5秒静止）
元に戻ったら、反対も同じようにおこなう。

効果・解説

首を回すだけでも、固まった首の筋肉をほぐすことができますが、このストレッチではより深部の筋肉をほぐすことができます。「腕を真横に伸ばす→首を倒す→見上げる」というたった3ステップで首から背中にかけての頑固なコリがリフレッシュ。腕の筋肉を伸ばすことで肩回りや背中上部の筋肉の血行も良くなり、首コリの緩和につながります。

column 01
目の疲れに
『外眼筋(がいがんきん)びよーんストレッチ』

　目が疲れたときには、よく目の周りのツボをグイグイと押したりします。
　ツボを押すことで血行が良くなるのですが、指が眼球に当たってしまい危険なことも。眼球は柔らかい組織なので、強く圧迫しすぎると網膜を痛めてしまう可能性もあります。
　そんなときは、目の周りのツボを引っぱってみるのはいかがでしょう？　押す、とはまた違った気持ち良さがあります。

　眼精疲労は肩コリや頭痛の原因にもなります。目の疲れを感じたら、外眼筋(がいがんきん)(眼球の周りの筋肉)のコリをほぐして血行を良くしてあげましょう！

　やり方は簡単！
① 親指、ひとさし指、中指で、眉をギュッとつまむ。つまんだ眉をまっすぐ前にびよーんと引っぱる。気持ち良いところまで引っぱったら、パッと離さずに元の位置に戻すようにゆっくり離す。
※眉の内側から外側にむかって、①の動作を繰り返す。
② 目尻付近(こめかみ付近)をつまんで①同様に引っぱって、離す。
③ 目の下(クマができる部分よりやや下)をつまんで①同様に引っぱって、離す。

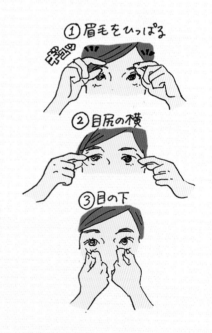

① 眉毛をひっぱる
② 目尻の横
③ 目の下

WALL STRECH

PART 2

肩

コンディションをチェックしてみよう！
肩

Check 01 ▶1人で確認
両手を真上にあげてバンザイをする

●GOOD!
両腕の内側が耳にぴったりとつく

▲BAD!
片方の腕の内側が耳につかない

✖DANGER!
両腕の内側が耳につかない、
または腕が真上にあがらない

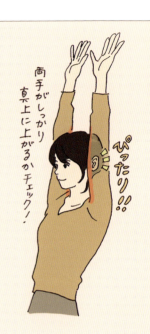

Check 02 ▶1人で確認
**両手を真上にあげて、
頭の上で手のひらをぴったりと合わせる
そのままゆっくりと下におろしていき、
目の高さで両肘をつける**

●GOOD!
両肘が目の高さでつく

▲BAD!
両肘が目の高さではつかないけれど、
もう少し下におろせばつく

✖DANGER!
そもそも両肘がつかない

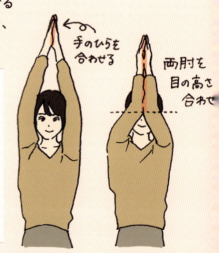

HOW IS YOUR CONDITION?

Check 03　▶2人で確認

測ってもらう人は、目を閉じて10秒ほど立つ
測る人は、そっと後ろに回りこんで
相手の肩の高さや肩甲骨の位置をチェックする

●GOOD!
両肩の高さや肩甲骨の位置、
高さがそろっている

▲BAD!
両肩の高さや肩甲骨の位置、
高さが少し違う

✖DANGER!
両肩の高さや肩甲骨の位置、
高さがかなり違う

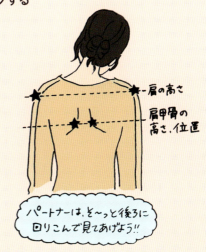

パートナーは、そ〜っと後ろに
回りこんで見てあげよう!!

RESULT

BAD！やDANGER！に当てはまった人は「肩」の筋肉が疲れているかも。
心当たりがある症状ページのストレッチをしましょう。

| いわゆる
肩コリ
「頚肩腕症候群」
（けいけんわんしょうこうぐん）
▼
P.40 | いわゆる
四十肩
「肩関節周囲炎」
（かたかんせつしゅういえん）
▼
P.48 | 指先のシビレ・
肩の前側のコリ
「胸郭出口症候群」
（きょうかくでぐちしょうこうぐん）
▼
P.56 |

第2章 ─ 肩 ─ コンディションをチェックしてみよう！

> 症状解説

いわゆる肩コリ

頚肩腕症候群
（けいけんわんしょうこうぐん）

　首筋から肩や腕にかけてのコリや痛みは、整形外科などで明確に病名や症状名を診断しにくいものが数多くあります。それらの諸症状をまとめて『頚肩腕症候群（けいけんわんしょうこうぐん）』と呼びます。私たちがよく口にする「肩コリ」も、実は病名ではなく、この症候群における症状のひとつです。こうした症状は考えられる原因もさまざまで、主に首や肩周辺の筋肉疲労、姿勢の悪さ、ストレス、内臓疾患などが原因とされています。

なりやすい人

　なで肩や、首まわりの筋肉が弱い女性はなりやすい傾向にあります。また、長時間デスクワークをしている人にも多くみられます。体に合っていない机やイスで、コリや痛みを感じながらも我慢をして作業している人は要注意。無理な姿勢を続けることで、症状をさらに悪化させてしまいます。

　近年では、仕事以外の時間にもスマホ操作を続けているなど、1日の中でうつむいた姿勢でいる時間が多くなりがち。このような生活習慣を続けている人は、慢性的なコリへと発展してしまいます。

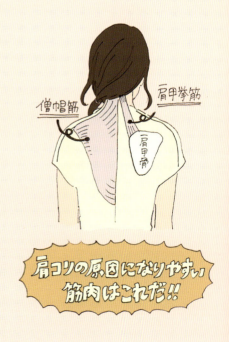

肩コリの原因になりやすい筋肉はこれだ!!

WHAT IS THIS SYMPTOM?

放っておくとどうなるの？

　肩甲骨から背中全体にかけての筋肉の痛みやだるさへと広がっていきます。また首や肩は脳に近いので、頭痛やめまい、耳鳴り、眼精疲労、不眠、自律神経失調症なども引き起こし、場合によっては、深刻な症状へと発展することも。放っておくのは危険です。

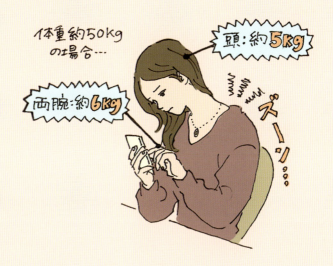

予防・改善するには？

　首や肩に負担がかかる姿勢（うつむき姿勢・猫背など）を長時間続けないことです。デスクワークやスマホを使うときは、1時間に1〜2回の休憩やストレッチを挟むなど、筋肉に疲れを溜めないよう心がけましょう。症状がひどいときは、定期的に整体やマッサージ・鍼灸治療（しんきゅうちりょう）などを受けることをおすすめします。

第2章　肩　—頚肩腕症候群—

肩甲骨に張りつく筋肉をはがす！

no.05

投球
ストレッチ

1day 3~4セット

実際にボールを投げる必要はありません。
席を立つついでに、胸や脇、肩甲骨周りの筋肉を伸ばして、
肩を軽くしましょう。

① 右手を真上にあげて肘をしっかり伸ばしたまま、
カベに手のひらをつける。
左足を前に出して足を前後に大きく開く。

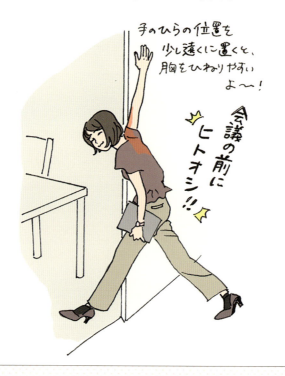

手のひらの位置を
少し遠くに置くと、
胸をひねりやすい
よ〜！

会議の前に
ヒトオシ!!

第2章 ─ 肩 ─ 頸肩腕症候群

☑ **POINT** 部屋の出入り口付近のカベを有効活用したストレッチ。足をカベより前に踏み出すことが肝です。効果が半減してしまうので、肘はしっかり伸ばして、手のひらに力をこめすぎないように気をつけましょう。胸を前に突き出したり、ひねったりすることで目的である肩回りの筋肉をしっかり伸ばします。

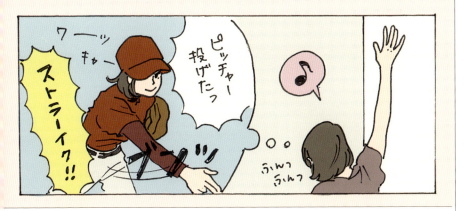

② 胸を左にひねりながら体をやや前傾に倒し、
胸や脇まわりの筋肉をぐ〜っと伸ばす。
伸ばして緩める動きを10回ほど繰り返したら、元に戻る。
反対も同じようにおこなう。

肩甲挙筋(P.54)ってなに？
頚椎（首の骨）の横側から肩甲骨につく細長い筋肉。肩甲骨を引きあげたり、首を回したりするときに活躍します。頑固な肩コリの原因になりやすい筋肉です。

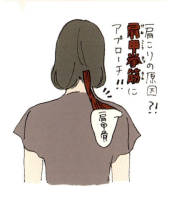

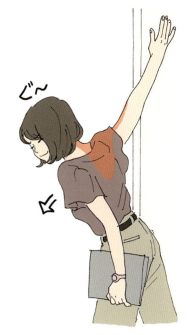

第2章 ─ 肩 ─ 頚肩腕症候群 ─

効果・解説
ボールを投げるような動きでは、主に＜大胸筋（胸）＞や＜三角筋（肩）＞、＜広背筋（背中）＞などの浅い筋肉、いわゆる浅層筋が使われます。このストレッチでは腕をカベで固定することで、あえて浅層筋が働くのを抑えて＜肩甲挙筋＞などの深層筋にアプローチします。指圧でほぐれにくい奥深くのコリにはストレッチが有効です。

ガッツポーズストレッチ

頑固なコリを内側から攻める！
no.06

1day 1～2セット（気づいたときに）

周りの筋肉が肩甲骨に張りついた状態では
肩甲骨も動かしにくく、
腕の可動域も狭くなってしまいます。

① カベに背を向け半歩離れて立ち、
「ガッツポーズ」するように両腕を直角に曲げる。
肘の位置は固定したまま肘から先を後ろに振って、
こぶしの甲をカベに当てる。

1set 20回

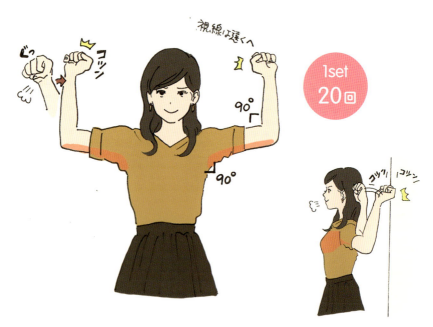

☑ **POINT** 体の真横でガッツポーズすると効果的です。肘の位置を固定したまま肘から先を前後に大きく振ることで、肩甲骨がぐらぐらと揺れ、周りにこびりついた筋肉群がはがれていきます。腕を肩の高さまであげられない人は、筋力不足で脇周りの筋肉がこってかたくなっているかもしれません。ひとつ前の『投球ストレッチ』(p.42)でほぐしましょう。

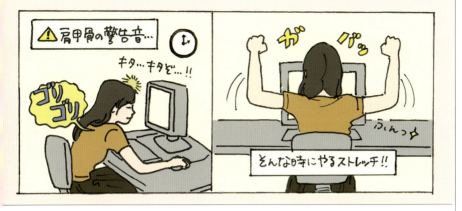

② 肘の位置はそのままで、今度は、腕を下にした「逆ガッツポーズ」。①と同じく肘の位置は固定したまま肘から先を後ろに振って、こぶしをカベに当てる。

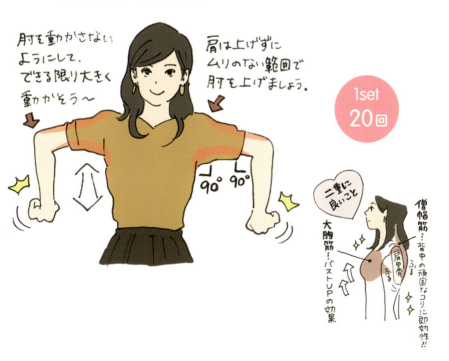

効果・解説

日常生活でほとんど動かないといわれる肩甲骨は、長時間のデスクワークによって内側の筋肉にほとんど張りついた状態に。こうなると、腕を柔軟に動かす以前に肩コリに悩まされてしまいます。肩甲骨を内側から揺することで、じんわりと体が温かくなって、＜大胸筋（胸）＞や＜僧帽筋（背中）＞などの大きな筋肉の代謝も良くなります。

指先のシビレにつながる肩コリを一掃！

no.07

指でお散歩
ストレッチ

1day
2〜3セット

腕や指先がピクピクと震えてきたら
筋肉が血行不良を起こしているのかも。
指と指の間をほぐして腕全体をリフレッシュ。

① カベの前に立ち、人差し指と中指をカベにつける。
上方に向かって、人差し指と中指を
トコトコと交互にカベに当てていく。
※カベに近づいてもいいのでなるべく高い位置まで続ける

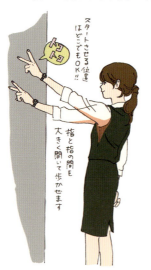
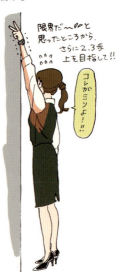

② これ以上腕があがらないと思ったところで、
さらにもうひと踏ん張りして2〜3歩上に指を進める。

☑ **POINT** 腕を引きあげていくことで肋骨が広がり、深部の筋肉に酸素が行き渡ります。指を交互にカベに当てることで指や腕の筋が動くので、脱力した後は腕全体がスッキリして軽くなります。肩や首に力を入れすぎずリラックスした状態でおこないましょう。

第2章 ― 肩 ― 頚肩腕症候群 ―

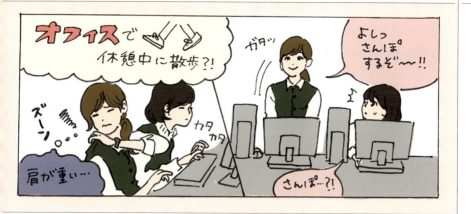

③ 最後にその場で指を大きく交互に20回ほどカベに当て、手をおろして脱力。反対の手も同じようにおこなう。

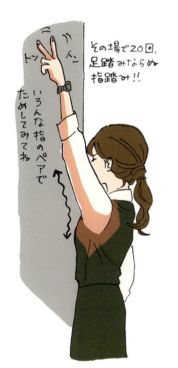

人差し指と中指のペアだけでなく、親指と小指など他のペアでもおこなってみましょう。指の筋をほぐすことでコリによる指先のシビレを予防します。

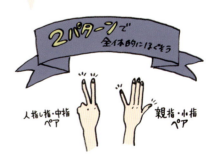

効果・解説
日頃、荷物を持ったり抱え上げたりと肘を「曲げる」動きをすることはあっても、「伸ばす」動きはほとんどしないのではないでしょうか。実はこの伸ばす動きこそ筋肉に柔軟性を与え、血行や酸素の巡りを良くしてくれるのです。指の間、腕、脇腹を一気に伸ばして、手のシビレや上半身の疲れを払拭しましょう。

> 症状解説

いわゆる四十肩
肩関節周囲炎
（かたかんせつしゅういえん）

　40～50代の人に起こりやすいことから、「四十肩」または「五十肩」と呼ばれていますが、正しくは『肩関節周囲炎』といいます。最近では年齢を問わず、20～30代でも症状が出る人が増えています。

　「なんとなく肩と腕が痛い」から始まり、服を着替えるときに腕をあげようとすると痛くてあげられない（ときにはうずいて夜も眠れないことがある）ほどの強い痛みが出ることも。

　加齢により肩関節まわりの血液循環が悪化して炎症が起こり、腫れや痛み、関節の可動制限が起こることが原因とされていますが、本当のところは未だに解明されていません。

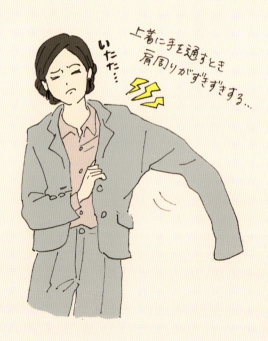

上着に手を通すとき肩周りがずきずきする…

いたた…

WHAT IS THIS SYMPTOM?

放っておくとどうなるの？

　痛いからと放っておくと、肩関節がさらに柔軟性を失ってしまい、肩の動きも制限され（「肩関節拘縮」と呼ばれる）、治るまでの期間も長くなるようです。

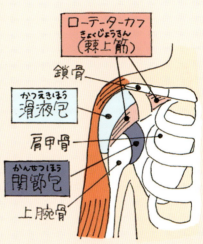

予防・改善するには？

　一般的に、痛みが強い「急性期」（2週間から1ヶ月）、痛みは和らぐものの肩の可動域が制限される「慢性期」（半年から1年）、痛みも関節の動きも良くなる「回復期」といった経過をたどります。急性期でひどく痛むときは、様子をみながら一時的に湿布などで冷やして安静にします。慢性期に入ったら、今度は温める方法に切り替えます。この頃から、腕や肩を少しずつ動かすと良いでしょう。

　というのも、肩に限らず関節は動かさないと、どんどん固まって動きが悪くなってしまいます。症状が悪化し、痛みが強く出るようなら、また急性期のときの対処法に戻りましょう。日頃から肩や腕の筋肉を、ストレッチやマッサージなどでほぐして、柔軟性を高めておくことが大切です。

カベを使って大きく腕回し

no.08

背泳ぎ
ストレッチ

| 急性期 1セット |
| 慢性期 1〜3セット |

四十肩や五十肩は、年齢に関係なく起こる肩の老化といわれています。腕を回すときにゴリゴリという音がする人は要注意！

① カベのそばで横向きに立ち、右肩と手のひらをカベにつける。太ももの前あたりから、背泳ぎをするように腕を前から後ろに大きく回す。

第2章 ― 肩 ― 肩関節周囲炎

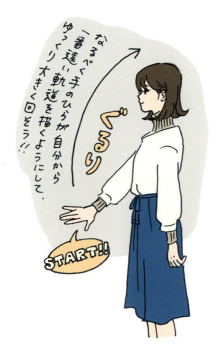

なるべく手のひらが自分から一番遠い軌道を描くようにして、ゆっくり大きく回そう！！

ぐるり

START!!

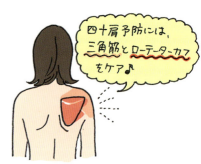

四十肩予防には、三角筋とローテーターカフをケア♪

☑ **POINT** 肘をしっかり伸ばし、小指が先導するように回します。手のひらをカベから離さないのはもちろん、肩や腕をなるべくカベにつけたままおこなうと普段伸ばしにくい筋までしっかりと伸びほぐれます。肩が痛むときは、カベから少し離れて痛くない程度に回しましょう。真上から後ろに回すときが一番きついですが、その分、肩関節がほぐれてスッキリします。

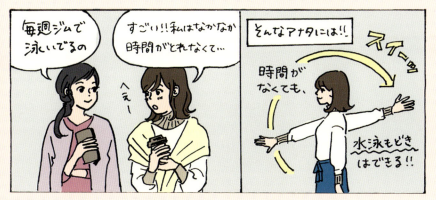

② 一周して、手のひらが太ももの後ろあたりまできたら、手のひらを返して①に戻る。反対の腕も同じように回す。

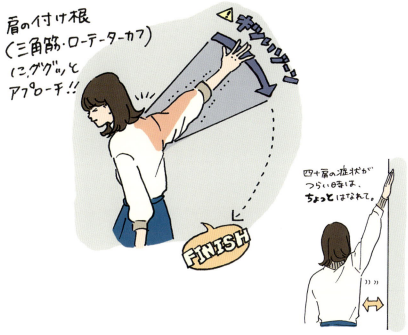

第2章 ― 肩 ― 肩関節周囲炎

効果・解説
腕をあげる機会が少なかったり、加齢によって血液循環が悪くなったりすると、だんだんと腕があがらなくなってきます。柔軟な肩関節を保つためには、肩の一番外側を覆う筋肉＜三角筋＞や肩甲骨の動きを助ける筋肉群＜ローテーターカフ＞（P.55）をほぐして血行を良くすることが大切です。これらの筋肉がしっかりと連携することで肩の障害を予防してくれるのです。

肩甲骨はがしと四十肩予防のダブルケア！

no. 09

肘回し
ストレッチ

急性期
1セット

慢性期
1〜3セット

肩甲骨や肩関節周りの筋肉がほぐれると
「姿勢が良くなる」「痩せやすくなる」
「首が動かしやすくなる」など良いこと尽くし！

① カベのそばに立ち（座った状態でもOK）腕を深く曲げる。肘先をカベにつけたら脇がつくくらいカベに近づき、そのまま肘先でカベに大きく円を描くように肩を回す。

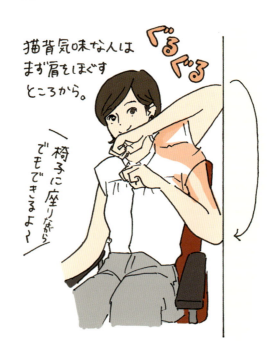

猫背気味な人はまず肩をほぐすところから。

ぐるぐる

椅子に座りながらでもできるよ〜

☑ **POINT** 肘をカベから離さないのはもちろんのこと、さらにカベとの接地面を増やす（二の腕の内側や脇をつける）ようにして回すと肩のつけ根がほぐれます。なるべく正円を描くように後ろまでしっかりと回しきります。肩関節がかたく痛みがある人は、カベから少し離れて負担のない範囲で回しましょう。

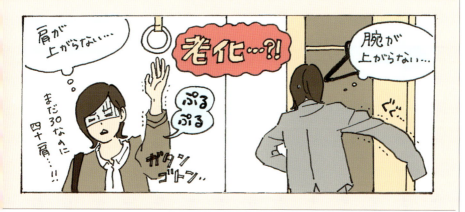

② 1〜2回まわしたら、反対の手も同じように回す。

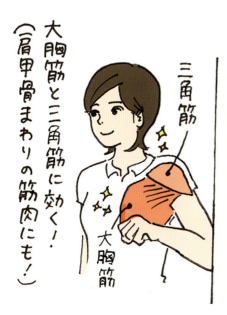

症状がひどいときはカベから離れて小さい円を描きます。

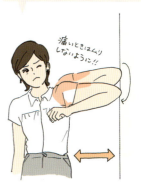

第2章 ― 肩 ― 肩関節周囲炎

効果・解説 四十肩の症状がひどい場合、『背泳ぎストレッチ』(P.50)のように腕を伸ばした状態であげたり回したりするのが困難なことも。そんなときは腕を曲げて小さい円を描くなど動かせる範囲から始めてみましょう。後ろまでしっかりと回しきることで頑固な肩コリもスッキリ！肩関節を柔かくすることで胸も開きやすくなります。

column 02
頑固な肩コリの原因!?
『肩甲挙筋』
（けんこうきょきん）

　首や肩の章でやたらと登場する肩甲挙筋（けんこうきょきん）ですが、聞きなれない方も多いのではないでしょうか。この筋肉は首の骨と肩甲骨をつなぐインナーマッスル（体の奥深くの筋肉）で、主に肩甲骨を引きあげたり、姿勢を安定させるために腕や肩を固定したりするなど、上半身のさまざまな動きを円滑にしています。

　具体的な動きとしては、腕を上にあげたり、首を横にひねったり、肩をすくめたりするときに活躍しています。どれも日頃から良くする動きなので、その分コリやすい筋肉といえます。

　また、肩甲挙筋は首の骨からねじれた形で肩甲骨につながっているため弱く、ストレートネック（p.24）や猫背の状態のまま作業をしていると、肩甲挙筋に大きく負荷をかけることになります。

　奥深くにある筋肉のため疲れてかたくなるとなかなかほぐれません。筋肉の奥に直接当てることのできる鍼治療などは効果がありますが、鍼治療に抵抗のある方は、本書で紹介している肩甲挙筋をほぐすストレッチをおすすめします。

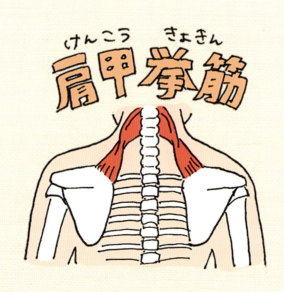

column 03
肩の動きを軽くする
『ローテーターカフ』

　ローテーターカフとは、肩周りの筋肉群の総称です。いわゆるチーム名みたいなものといったらわかりやすいでしょうか。メンバーは、肩周りのインナーマッスル（奥深くの筋肉）である棘上筋・棘下筋・小円筋・肩甲下筋の4つの筋肉。

　この筋肉群は、例えばボールを投げるときに肩甲骨と腕の骨がぶつかってしまわないように肩の関節の動きをうまく調整する、などの細やかな働きをします。

　ボールを投げる動きのメインはアウターマッスル（体の表面を覆う筋肉）のような大きな筋肉ですが、ローテーターカフはそれをスムーズに運べるように助ける、いわば「縁の下の力持ち」です。

　コリや疲労、過度な力による故障、老化による血行不良などが原因で、ローテーターカフの機能が弱まると、肩の関節はスムーズに動かなくなってしまいます。さらには、四十肩のような激しい痛みや肩関節の可動域が狭くなり運動制限のかかるような症状へと発展することも。

　肩を痛めないために、日頃からゆっくり肩を回すなどストレッチをおこない「ローテーターカフ」というチームの柔軟性を高めることが大切です。

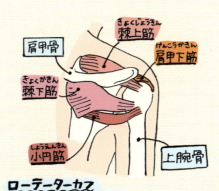

症状解説
指先のシビレ・肩の前側のコリ
胸郭出口症候群
（きょうかくでぐちしょうこうぐん）

　ひとくくりに「肩コリ」といっても、背中側だけでなく胸側がこることもあります。例えば、長時間腕をあげていると胸郭出口と呼ばれる肋骨と鎖骨の間にある隙間がこって狭くなります。筋肉がその隙間を通る神経や血管を圧迫することで、首や鎖骨周辺、脇、腕、指などに痛みやシビレが発生します。

なりやすい人

　なで肩や筋力の少ない女性はなりやすいといわれています。黒板に字を書く教師やハサミを持つ美容師など、腕をあげたままの姿勢を長時間続けることの多い職種の人によくみられます（主婦で、慣れないペンキ塗りをして痛めてしまった人もいました）。また、リュックサックなどで重い荷物を運ぶときは、肩ベルトに重さが集中して肩の前面を圧迫してしまうことがあるので注意しましょう。

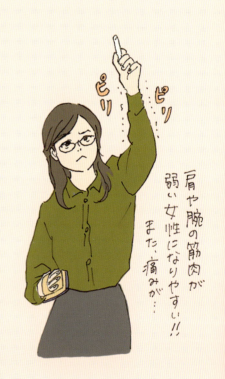

ピリピリ

肩や腕の筋肉が弱い女性になりやすい!!
また、痛みが…

WHAT IS THIS SYMPTOM?

放っておくとどうなるの？

　血行不良による冷え、耳鳴り、ふらつき感、後頭部から耳や口にかけてのシビレなど、さまざまな症状へと発展します。さらにひどくなると、頭痛や吐き気などつらい症状が続くこともあります。

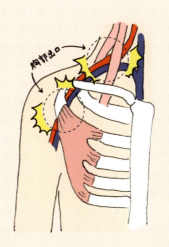

予防・改善するには？

　長時間、肩から上に腕をあげた状態が続かないようにしましょう。また、重いものを担ぐときは、肩を圧迫しすぎないよう工夫します。症状の軽いものなら、小まめにストレッチや整体、マッサージでコリをほぐせば、痛みやシビレが和らぎます。病院では投薬療法や神経ブロック療法が中心のようです。症状があまりにひどいときは、他の深刻な病気が潜んでいるかもしれないので整形外科医などで診てもらいましょう。

女性がなりやすい前側の肩コリに!

no.10

水をすくって平泳ぎ
ストレッチ

1day 3～4セット

肩関節を長時間動かさなかったり、肩が圧迫されたりすると、首のつけ根や鎖骨付近がこって ピリピリと痺(しび)れるような痛みがあらわれることも。

① カベを向いて半歩ほど離れて立ち、
両手のひらを上に向けて小指同士をぴったりとくっつける。
そのまま指先をカベにつけて、
上方に向かって指先でカベをなぞっていく。

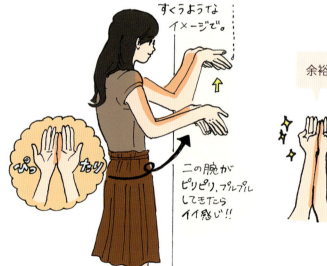

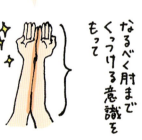

☑ **POINT** 鎖骨周辺や脇、二の腕周りの筋肉がプルプルとしてきたら効いている証拠です。余裕のある人は①のときに、両手の小指だけでなく、小指からから肘までをくっつけておこなうとさらに効きます。③では、手のひらが体から一番遠くを通るようにして、大きく肩甲骨を動かしましょう。

第2章 ―肩― 胸郭出口症候群

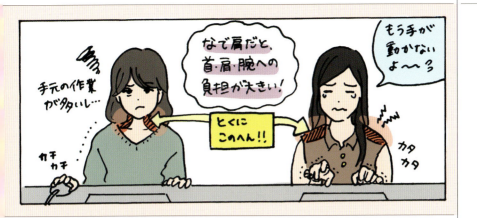

② これ以上あがらないところまできたら、
手首を返して手のひらをカベにつける。
そのまま腕を上方に伸ばして
上半身をカベにぺったりつけて脱力。

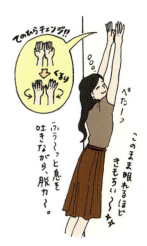

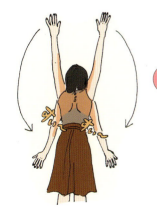

③ 手のひらをカベにつけたまま平泳ぎを
するように大きく腕を上から下におろす。
手のひらが太ももの横辺りまできたら、
カベに寄りかかっている上半身を
手のひらで押し返すようにして
①の状態に戻る。
これを2〜3回繰り返す。

第2章 ― 肩 ― 胸郭出口症候群

効果・解説

首や胸、脇周りのこり固まった筋肉が神経や血管の通り道を圧迫することで、痛みやシビレが発生する「胸郭出口症候群（きょうかくでぐちしょうこうぐん）」。長時間の圧迫や使い過ぎによる疲労が原因なので、疲労している筋肉をほぐすだけでも痛みやシビレは収まっていきます。①〜③をセットでおこなうことで、胸側のコリだけでなく、二の腕の引き締めや猫背改善にも効果的です。

肘を直角にするだけで驚きの伸び具合！

no.11
直角カベ押し
ストレッチ

気づいたときに
1day
4〜5セット

スマホの操作や料理など
手元の細かな動きをするときに大活躍の小胸筋。
小胸筋が疲れてかたくなると、猫背を招く原因に。

① 左腕の肘を直角にして、
手から肘までをカベにぺったりとつける。
右足を踏み出して、足を前後に大きく開く。
そのまま胸と腰を右前方にひねりながら、脇周りを伸ばす。

第2章 ― 肩 ― 胸郭出口症候群 ―

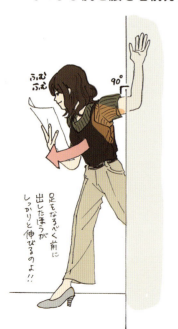

ふむふむ

90°

足をなるべく前に出したほうがしっかりと伸びるのよ!!

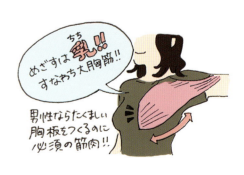

めざすは乳!!
すなわち大胸筋!!

男性ならたくましい胸板をつくるのに必須の筋肉!!

☑ **POINT** 部屋の出入り口のカベを有効活用したストレッチ。効きが弱いと感じたら、踏み出した足をもう少し前に出し、胸を前に張り出すようにひねるとより伸びます。反動をつけすぎず、ゆっくりと脇周りを伸ばすイメージでおこないましょう。カベにつける位置や伸ばし方を変えるだけでも、さまざまな筋肉にアプローチできます。

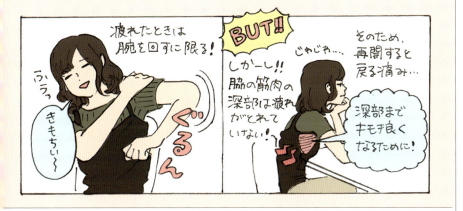

② 今度は左肘を①よりも少し高い位置にして、同じく胸と腰を右前方にひねりながら脇周りを伸ばす。それぞれ反対の手も同じようにおこなう。

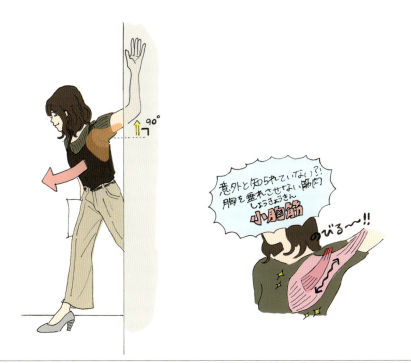

効果・解説

①で伸びるのは主に胸部の平たい筋肉＜大胸筋＞。この筋肉を鍛えるとバストや、筋肉の基礎代謝がUPします。②のように手の位置を上にずらせば＜大胸筋＞だけでなく、その奥の＜小胸筋＞も気持ち良く伸びます。＜小胸筋＞は呼吸を助ける筋肉で、鍛えると取りこめる酸素量が増えて頭もスッキリ。胸が開きやすくなるので、猫背改善にも。

column 04
筋肉痛とコリって なにが違うの？

　どちらも痛みが伴うので、似ているように感じますが、実は大きく違っています。

　筋肉痛は、スポーツのやり過ぎなどでよく起こります。これは、体を必要以上に使ったことで起こる、いわば「筋肉の過労状態」のこと。筋肉の損傷と炎症が原因なので、しばらくすれば痛みが和らいで消えていきます。

　筋肉痛がひどい場合はズバリ安静と休養。無理に動かしたり、刺激を与えたりするのは良くありません。アイシング（冷やすこと）も効果的です。

　一方、コリは、デスクワークなどで同じ姿勢をし続けることで起こる「筋肉の運動不足による血行不良」の状態。適度に動かさなければ疲労物質が溜まってしまいます。猫背などの体の歪みは、疲労物質を溜めやすくコリを加速させます。

　コリの場合は血行不良が原因なので、なるべくその部分を動かすことが大切です。軽い運動やマッサージ、ストレッチはまさにうってつけというわけですね。

　筋肉痛も、スポーツ選手のようにハードな運動をしたときには、先に述べた通りの対処をします。しかし、普段あまり運動をしない人が休日にスポーツをして起こる程度の筋肉痛*には、コリの対処と同じようにマッサージなどで、ほぐす方が回復が早い場合があります。

*腫れていたり、熱をもっている場合は、冷やしましょう。

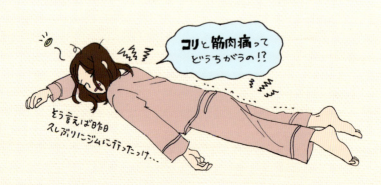

WALL STRECH

PART 3

背中

コンディションをチェックしてみよう！
背中

Check 01 ▶1人で確認
カベを背に半歩離れて立ち、
胸の高さで両手のひらを合わせて肘を伸ばす
そのまま左右に腰をひねって
カベに手の甲をつける

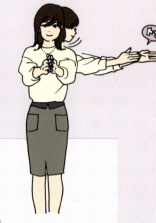

●GOOD!
左右ともカベに手の甲がつき、
腰に違和感がない

▲BAD!
片方しか手の甲がつかない、
または腰に違和感がある

✕DANGER!
左右ともカベに手の甲がつかない、
腰が痛い

Check 02 ▶1人で確認
カベにぴったりと背中をつけるようにして立ち、
カベと背中の隙間に手を差し込む

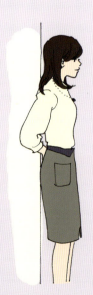

●GOOD!
隙間に手首が入り、
手首を回すことができない

✕DANGER!
手が入らない（猫背）

✕DANGER!
隙間に手首が入り、
手首が余裕で回せる（反り腰）

HOW IS YOUR CONDITION?

Check 03　▶2人で確認

測ってもらう人は、かたい床の上で
背骨をまっすぐにした状態でうつ伏せになる
測る人は、水性ペンなどで
相手の背骨の位置（でっぱった部分）に印をつけていく
背骨の位置が左右どちらかにズレていたらマル印を、
軽く押して痛みがあるようならバツ印をつける

●GOOD!
マル印やバツ印が1つもない

▲BAD!
マル印、バツ印が1つある

✖DANGER!
マル印、バツ印が2つ以上ある

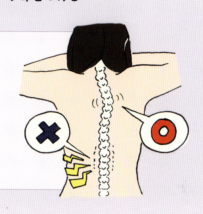

第3章 ― 背中 ― コンディションをチェックしてみよう！

RESULT

BAD！やDANGER！に当てはまった人は「背中」の筋肉が疲れているかも。
心当たりがある症状ページのストレッチをしましょう。

上半身の疲れ・だるさ
「慢性的な背中のコリ」
▼
P.66

内臓の不調を疑う
「背中の痛み」
▼
P.76

症状解説

上半身の疲れ・だるさ
慢性的な背中のコリ

　背中のコリやだるさは、主に背中の筋肉の慢性疲労によるもの。では、この慢性疲労がどこからくるかというと、普段の「姿勢の悪さ」や「使い過ぎ」による筋肉の緊張や精神的なストレスからと考えられています。
　背中の中心を通る背骨を支え、上半身を起こした姿勢を維持している<脊柱起立筋（せきちゅうきりつきん）>は長時間の立ち仕事や座り作業で疲労しやすい筋肉です。

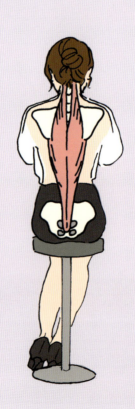

第3章 ― 背中 ― 慢性的な背中のコリ ―

WHAT IS THIS SYMPTOM?

放っておくとどうなるの？

　首や肩のコリ、頭痛、腰痛などを引き起こします。
　背中の筋肉は、体を占める面積が大きいため、後に紹介する内臓の不調（p.76）など体全体の調子に悪影響を及ぼしてしまうことも。さらに、精神面のストレスや睡眠不足、倦怠感などを招く原因にもなります。

予防・改善するには？

　筋肉の慢性疲労が原因なので、休みなく筋肉を働かせない、悪い姿勢を長時間続けないことが第一なのはいうまでもありません。さらに、「平日は長時間のデスクワーク、休日は疲れて一日中寝てばかり」といった生活も要注意。筋肉は休ませるだけでなく、しっかり伸ばしてほぐすことが大切です。
　不規則な生活リズムを続けていると内臓にも負担をかけてしまい、背中の筋肉も疲労しやすくなります。
　生活習慣を改善し、作業の合間や休日にしっかりとストレッチをして、予防することをおすすめします。

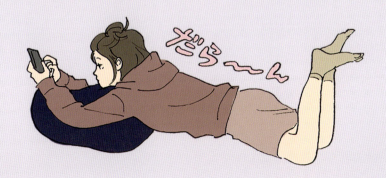

背中上部の重たいコリを片手で解消！
no.12

だるまさんが転んだ
ストレッチ

1day
2〜3セット

忙しいときはストレッチも怠りがち。
カベにもたれながら片手でできるストレッチで
肩や背中のリラックスタイムを設けて。

1 カベから1歩離れて立ち、左手の肘を軽く曲げたら、肘から手のひらまでを目の高さでカベにつける。そのまま上半身の力を抜いてカベにもたれかかる。

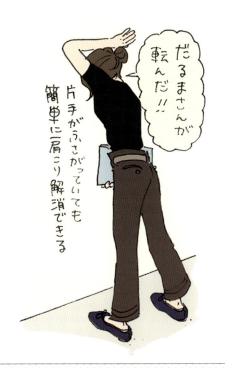

だるまさんが転んだ!!

片手がふさがっていても簡単に肩こり解消できる

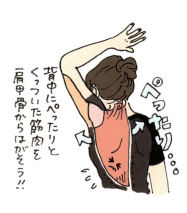

背中にぺったりとくっついた筋肉を肩甲骨からはがそう!!

☑ **POINT** 体は正面を向いた状態で、ゆっくり頭や肩を腕の位置よりも下に落としていきます。息を吐きながら脱力していくと肩甲骨周りの筋肉が肩甲骨からはがれるように伸びます。膝を伸ばしたままだとやりにくい人は、膝を少しずつ曲げていき体ごと下に落としていきましょう。足や腕は心地良い位置に調節します。

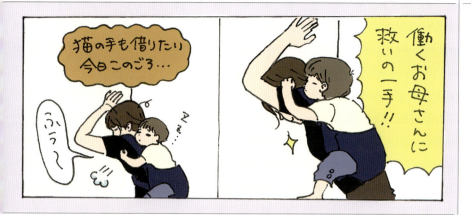

② 少しずつ後ずさりながら頭や肩を腕より下に
ゆっくり落としていき、脇や肩甲骨周りの筋肉を伸ばす。
息を吐きながら気持ちよく伸ばした後、元に戻る。
反対も同じようにおこなう。

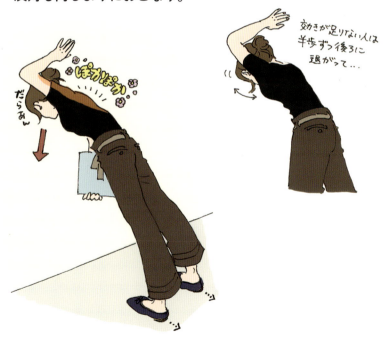

第3章 ― 背中 ― 慢性的な背中のコリ ―

効果・解説
筋肉がコリでかたくなると周りの筋肉はそれを補うように働きます。放っておくと、周りの筋肉も疲労してしまいコリの悪循環に陥ります。小まめにほぐしてコリを蓄積させないことが一番です。忙しい時は、ささっとできるストレッチを作業の合間に挟み、筋肉を休ませる時間を作りましょう。深呼吸をしながらおこなえば集中力の回復や気分転換にもなります。

背筋の弱さが猫背や腰痛を招く!?
no.13

引き戸がひらかない！
ストレッチ

1day
2～3セット

運動不足によって、背中の筋力は衰える一方。筋力が落ちると、体を支える力も弱まり猫背や腰痛を招いてしまいます。

第3章 ― 背中 ― 慢性的な背中のコリ

**① **カベのそばで横向きに立ち、右腕をまっすぐ伸ばしてカベの角に指先をひっかける。足を前後に大きく開き、体重を後ろにかけて、腕や背中の筋肉を伸ばす。反対の手も同じようにおこなう。

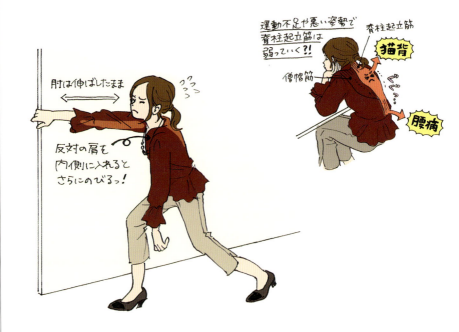

☑ **POINT** 学校の体育館にあるような大きくて重い扉を、一生懸命に引いて開けようとするイメージでおこないましょう。体をぶらさげたり、引っぱりあげたりするときに使われる背中の筋肉に働きかけます。転倒しないように、足の位置は調節します。

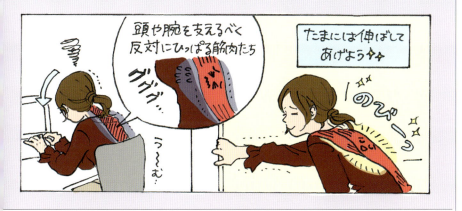

② 右手の指先をカベにひっかけたまま、
今度は足を左右に開く。
そのまま体重を後ろにかけて腕を伸ばした後、
上半身を戻すようにゆっくり肘を曲げる。
反対の手も同じようにおこなう。

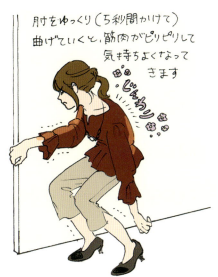

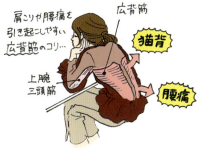

効果・解説
①では背中の上部の筋肉＜僧帽筋（そうぼうきん）＞＜脊柱起立筋（せきちゅうきりつきん）＞を伸ばします。＜脊柱起立筋＞を鍛えると、丸まろうとする背中を引きとめる力が強まるので猫背の予防に。②では重たい扉を引くときにふんばる背中下部の筋肉＜広背筋＞がじんわりと温かくなってきます。＜広背筋＞は日常で使われにくい筋肉のためストレッチでほぐしましょう。

第3章 ― 背中 ― 慢性的な背中のコリ

丸くなりがちな背中を伸ばす！

no.14

周りをきょろきょろストレッチ

気づいたときに
1day
4〜5セット

首や背中がかたいと、前屈みの姿勢になりやすいだけでなく、振り向くときに痛めやすい、疲れが取れにくい体になってしまいます。

① カベから半歩離れて立ち、両腕を左右に大きく開く。肘を少し曲げて、そのまま目の高さでカベに手のひらをつける。足は肩幅より広めに開き、お腹をへこませ、背筋を伸ばす。

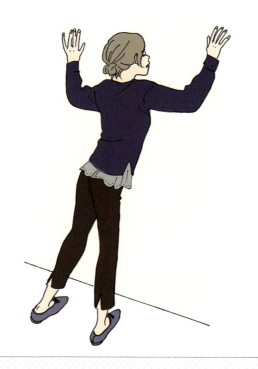

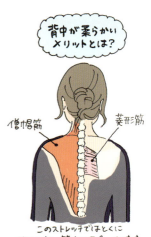

背中が柔らかいメリットとは？

僧帽筋　菱形筋

このストレッチではとくに背中上部の筋肉にアプローチします。

☑ **POINT**　かかと付近を見おろす＝丸まった背中を少し反らすことで、カチカチに固まった背中の筋肉を柔らかくほぐします。背筋を伸ばして腹筋に軽く力を入れながらひねると、体幹が鍛えられます。じんわりと背中が熱くなってきたら効いている証拠です。

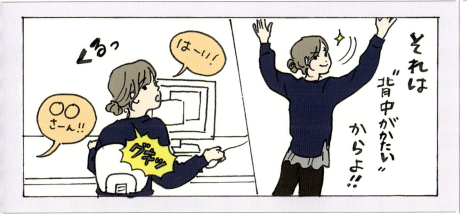

② 少しかかとを浮かせながら右足のかかとあたりを見おろすように、ゆっくり上半身を右にひねる。同じように、今度は上半身を左にひねる。左右交互に3回ずつ繰り返す。

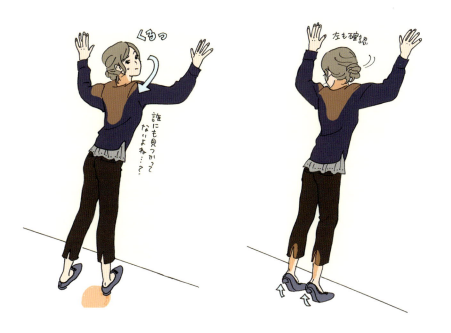

第3章 ― 背中 ― 慢性的な背中のコリ

効果・解説
日頃から背中が丸くなりがちで肩甲骨周りに頑固なコリを抱えているという人にすすめたい、即効性の高いストレッチです。軽くかかとを浮かすことで、より反りやすくなるだけでなく、背骨や背中の筋肉＜脊柱起立筋（せきちゅうきりつきん）＞も大きく伸びます。背中の筋肉が柔らかくなると全体の代謝が活性化して痩せやすい体になるほか、疲労回復も早まります。

肺活量を増やしてリラックスできる体に！

no.15

カベにふて寝 ストレッチ

気づいたときに
1day
4〜5セット

現代人は筋力が弱く呼吸が浅くなりがち。酸素が十分に回らないと夜に熟睡できない、痩せにくいなどのさまざまな弊害が起こります。

① カベから半歩離れて横向きに立つ。右腕を真上にあげて、指先が左の肩に触れるくらいまで深く曲げる。そのまま右肘をカベにつけて寄りかかる。

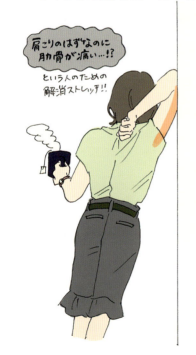

肩こりのはずなのに肋骨が痛い…!?
という人のための解消ストレッチ!!

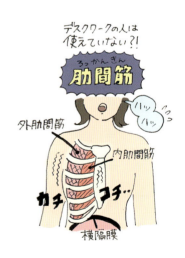

デスクワークの人は使えていない?!
肋間筋（ろっかんきん）
外肋間筋
内肋間筋
カチコチ‥
横隔膜

☑ **POINT** 体の真横に肘をつけてもたれかかります。脇をカベにつけるつもりで息を吐きながらゆっくり体重をカベにかけていくと、かたくなった二の腕や脇腹がしっかりと伸びほぐれます。あばら骨は弱いので力をかけすぎないように。体重をかけるときに軽くかかとを浮かせると、体全体の血行促進やふくらはぎの引き締めにも効果が期待できます。

第3章 ― 背中 ― 慢性的な背中のコリ

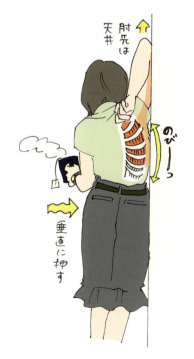

② 二の腕や脇下を伸ばすように
カベに向かって体重をかけて、戻す。
4〜5回繰り返したら、反対も同じようにおこなう。

> カベに向かって体重をかけるときに軽くかかとを上にあげて、体を戻すときにかかとをおろすと、体全体に新鮮な空気や血液が巡ります。

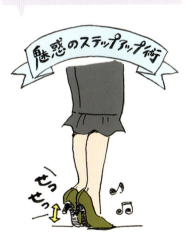

効果・解説

長時間上半身を動かさないでいると、肋骨の間にある＜肋間筋（ろっかんきん）＞や＜横隔膜（おうかくまく）＞がこり固まってしまいます。その結果、首や肩の筋肉を使って浅い呼吸をすることに。ただでさえ疲れている首や肩の頑固なコリを加速させます。＜肋間筋＞などの呼吸筋をほぐして新鮮な酸素を多くとりこめる体をつくることで、息苦しさやストレスも減り、疲れにくくなります。

症状解説
内臓の不調を疑う
背中の痛み

　背中の不調は、姿勢の悪さやストレスだけでなく、まれに内臓の疾患などが原因で起こる場合があります。これは体の中からの警告なので、放っておくと大きな病気に発展することもあるので注意が必要です。

背中の左側の痛み

　慢性すい炎の症状として左の背中（または上腹部）の痛みを伴うことがあります。同じ背中の左側の痛みでも、さらに肩や腕も痛む場合は、狭心症（きょうしんしょう）や心筋梗塞（しんきんこうそく）などの心臓の病気も疑われます。数日間、息苦しさや胸の痛みが続くときは緊急で診察を受けましょう。

背中の右側の痛み

　背中の右上部が痛むときは、気管支炎（きかんしえん）や喘息（ぜんそく）、肺炎などを疑います。痰（たん）のからむ咳、発熱、息切れなどがひどければ、原因となる病気の治療が必要です。肩甲骨辺りから下が痛む場合は、肝臓や胆のうなどの弱りが原因ということも。日頃のお酒の量と食生活をもう一度見直してみましょう。

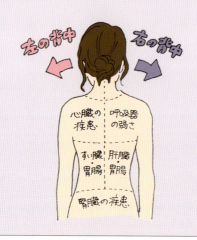

WHAT IS THIS SYMPTOM?

痛みがあるからといって、必ず内臓の病気につながるわけではありません。例えば、暴飲暴食で胃腸が弱っているときには、左右両方の背中がこって痛くなることがあります。ですから、あまり過度な心配は無用です。

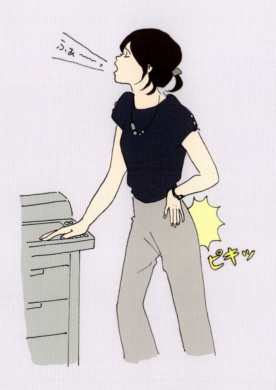

第3章 ― 背中 ― 背中の痛み ―

この後、紹介するストレッチは、これらの病気を直接治すものではありません。ですが、このような症状に発展する前に、生活習慣を見直し「カベ」ストレッチなどで体の調子を整えていくと症状が和らぐことがあります。

ふくらはぎのムクミ・冷え予防に!

no.16 かかとふりふりストレッチ

気づいたときに **1day** 4〜5セット

リンパの流れを良くすることから「第二の心臓」と呼ばれるふくらはぎ。ふくらはぎの筋力不足を放っておくと、足の冷えや痙攣(けいれん)など不快症状へと発展することも。

① カベの前に立ち、両腕を伸ばす。
目の高さでカベに手のひらをつける。
左足を大きく真後ろに出し、
ふくらはぎからアキレス腱までを伸ばしたら、
足先を支点に、かかとを左右に20回ほど大きく振る。

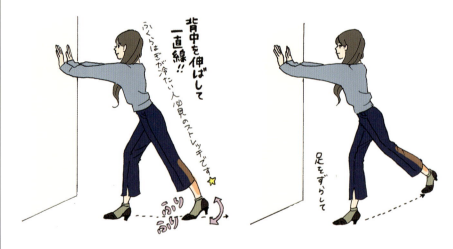

② 次に左足をそのまま右横に大きく一歩ずらす。
その位置で、足先を支点にかかとを左右に20回ほど大きく振る。

☑ **POINT** 上半身を前に倒し気味にして、斜めに一直線の姿勢を作るのがポイント。この状態でかかとを振ると、ふくらはぎだけでなく背中の筋肉にも効かせることができます。かかとを振るときは、「足先を支点にかかとを浮かし、左にずらしてかかとをつける。浮かして、右にずらしてかかとをつける」ように、ふくらはぎの筋肉を伸ばしたり縮めたりします。

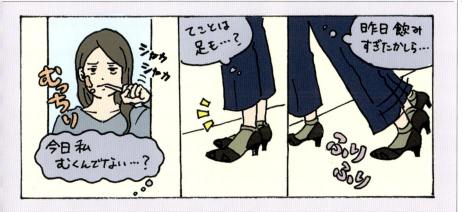

3 ①の位置に左足を一旦戻し、今度は左足をそのまま左横に大きく一歩ずらす。その位置で、同じようにかかとを20回ほど大きく振る。反対の足でも同じように①〜③をおこなう。

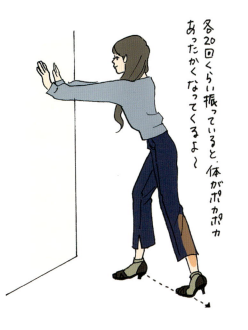

各20回くらい振っていると、体がポカポカあったかくなってくるよ〜

血液を流すのは心臓ポンプ、リンパを流すのは筋肉ポンプの役目です。とくに、心臓から遠い足の血液は重力に逆らいながら流れているため、心臓ポンプの他に筋肉ポンプはとても重要。そのため、ふくらはぎは「第二の心臓」と呼ばれているのです。

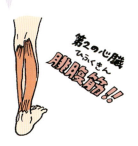

第2の心臓 腓腹筋（ひふくきん）!!

効果・解説 これだけで内臓の調子が格段に良くなるというわけではないですが、「第二の心臓」と呼ばれるふくらはぎをほぐすことで足のムクミを解消し、腎臓や他の内臓の活性化を促します。ふくらはぎには腓腹筋（ひふくきん）という筋肉が内側と外側にあります。内外の腓腹筋をほぐすと、ふくらはぎ全体が楽になり、ポカポカと足先から温まってきます。

縮こまった体に「背伸び」の効果！

no.17

メトロノーム
ストレッチ

気づいたときに
1day
4〜5セット

上半身が縮こまった姿勢は、内臓を圧迫し、
体全体の不調を招いてしまいます。
「背伸び」を心がけて、しなやかな体をつくりましょう。

第3章 ― 背中 ― 背中の痛み ―

① カベから1歩離れて立ち、
カベに背中をつけてもたれかかる。
両手を真上にあげ、
それぞれの手首をひねった状態で
手のひらを合わせる。
そのまま両手をカベにつけて、
二の腕が耳に触れるくらいまで
腕と上半身を上に引き伸ばす。

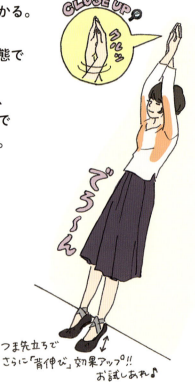

CLOSE UP クルッ

で〜ろ〜ん

つま先立ちで
さらに「背伸び」効果アップ!!
お試しあれ♪

☑ **POINT**　腕や脇腹をしっかり伸ばして「背伸び」をした状態でおこなうのがポイント。お腹を引き締めて軽くつま先立ちをすると、より背伸びができます。転倒しないように加減をしながら、ゆっくりと上半身を左右に倒します。ゆっくりと倒すことで腹筋に効かせながら体幹を鍛えることができます。

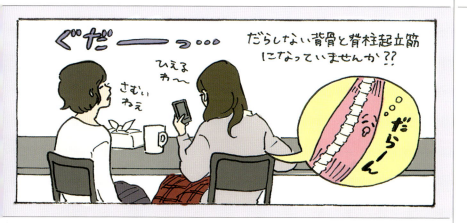

2 カベにもたれかかったまま、
肩甲骨でカベを拭くように腕と上半身を左右にゆっくりと倒す。

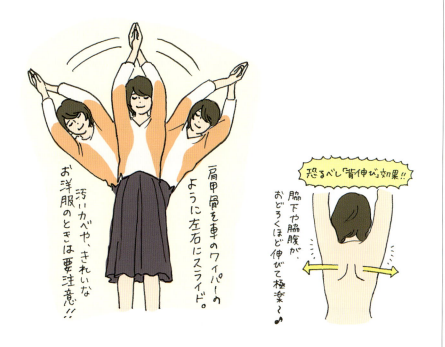

背中が丸くなるとお腹の筋肉も縮んだ状態になり、内臓の働きも低下します。反対に、背筋を伸ばすと自然とお腹にも力が入り腹筋もつきます。さらに背中の〈脊柱起立筋〉や胸の〈肋間筋〉も伸びるので、食事前におこなえばダイエットにも効果的。背伸びをしながら上半身を左右に大きく倒すことで、腹腔内圧に変化がつき内臓機能も活発になります。

column 05
「腹が立つ」とき、本当に腹は立っているの？

　「腹が立つ」「立腹」という言葉の起源は古く、あの有名な『竹取物語』(平安初期)に「この子を見れば、苦しきこともやみぬ。腹立たしきことも慰みけり」とあるほどです。何でも、当時は腹に心の動きが収まっていると考えられていて、「立つ」は感情の昂り、「激昂する」という意味合いで使われたのではないかといわれています。

　さて、体の中にある胃は、普段みぞおちからおへその2〜3センチほど上にかけて、左から右へ斜めに吊りさがっています。しかし、一旦、人が怒ったときには胃の周辺の平滑筋がキュッと縮んで、斜めになっていた胃は何と立ち上がったような恰好になるのです。

　まさに"腹が立った！"状態……。

　もしかして、平安時代に既にレントゲンが……！と思ってしまいますが、そんな訳はありません。たまたま昔の人が解剖学的なことを言い当てていたのは実に面白いことです。

　いつも怒ったり、イライラしたりして、ストレスを感じていると、胃が立っている状態がずっと続き、胃の周辺の筋肉が緊張状態を続けることになります。その結果、胃が痛くなってしまうこともあるので体には良くありません。

　あまり腹を(胃を)、立てないように過ごしましょう。

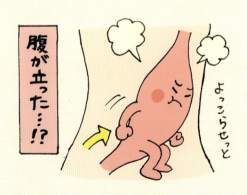

WALL STRECH

PART 4
腰

コンディションをチェックしてみよう！
腰

Check 01 ▶1人で確認

膝を伸ばしたまま腰を前に折って、手のひらを床につける

●**GOOD!**
手のひらを床につけても、
太ももや腰に痛みや引きつり感がない

▲**BAD!**
痛みや引きつり感はあるものの、
指先がかろうじて床につく

✖**DANGER!**
痛みや引きつりで
指先が床につかない

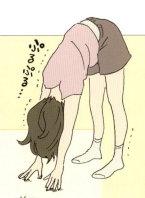

前屈ができることは腰が柔らかいということ!!

Check 02 ▶1人で確認

仰向けになり、かかとをお尻に近づけるように膝を深く曲げる
お尻と足を動かさないようにして、膝を左右に倒す

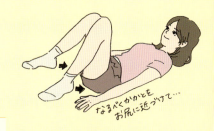

なるべくかかとをお尻に近づけて…

●**GOOD!**
倒した膝が左右とも床につき、
腰に違和感がない

▲**BAD!**
どちらか片方の膝が床につかない、
または腰に違和感がある

✖**DANGER!**
倒した膝が左右とも床につかない、
または腰が痛い

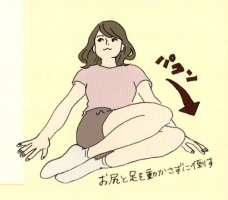

お尻と足を動かさずに倒す

HOW IS YOUR CONDITION?

Check 03 ▶2人で確認

測ってもらう人は、背骨をまっすぐにした状態でうつ伏せになる
測る人は、相手の両足首を持って2〜3回膝を曲げ伸ばしさせてから、
体の中心線に合わせて足を置く

●**GOOD!**
足の左右差(かかと同士、つま先同士の位置の差)が1cm以内

▲**BAD!**
足の左右差が1cm以上

✖**DANGER!**
足の左右差が1cm以上で、骨盤もかなり歪んでいる

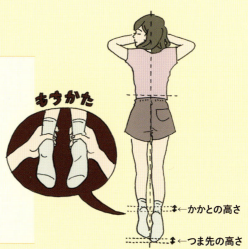

←かかとの高さ
←つま先の高さ

知らず知らずのうちに体は歪んでいくので
気になる人はチェックしてみましょう

RESULT

BAD!やDANGER!に当てはまった人は「腰」の筋肉が疲れているかも。
心当たりがある症状ページのストレッチをしましょう。

なんとなく腰が痛い
「慢性腰痛」
▼
P.86

ピリピリした神経痛
「腰椎椎間板ヘルニア・坐骨神経痛」
▼
P.96

第4章 — 腰 — コンディションをチェックしてみよう！

症状解説

なんとなく腰が痛い
慢性腰痛

　腰に負担がかかる作業や姿勢によって、腰を痛めてしまうことをいいます。例えば、長時間立ちっぱなし（座りっぱなし）の姿勢を続けていると、背中や腰の筋肉が血行不良を起こし、コリや痛みを引き起こします。

ギックリ腰（急性腰痛）とは…

　重い物を持ちあげたときなどに、腰が突然痛くなることをいいます。西洋では「魔女の一撃」とも呼ばれるほどの強い痛みが伴います。原因は、腰や骨盤周辺の筋肉、靭帯、関節包などの捻挫や損傷によるもので、普通は筋肉の炎症が治れば、痛みも1週間前後で引きます。

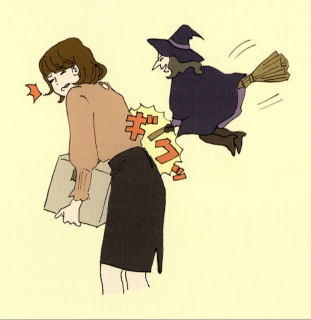

WHAT IS THIS SYMPTOM?

放っておくとどうなるの？

　慢性的な腰痛は、コリや痛みだけでなく、背骨（腰椎）の歪みも引き起こします。腰椎の歪みによって近くの神経が圧迫されると、腰だけでなくお尻や足にまで痛みやシビレが出る「腰椎椎間板ヘルニア」(p.96)といった症状へ発展することも。またギックリ腰などの急性の腰痛も招きやすくなります。

　ギックリ腰（急性腰痛）で筋肉の炎症にとどまらず骨と骨の間にある椎間板を損傷してしまうと、「腰椎椎間板ヘルニア」(p.96)になることがあります。1週間以上経っても痛みが引かず、足の方まで痛みやシビレがあらわれたりした場合は注意が必要です。

予防・改善するには？

　立ちっぱなし（座りっぱなし）や前屈みの姿勢を長時間続けていると腰の筋肉が疲れてしまいます。腰に負担をかけ過ぎない生活習慣と、日頃からの腰痛予防（ストレッチ、または筋肉をほぐす鍼灸やマッサージなど）を心がけることが大切です。

　体勢が取りづらいと思われる狭い場所で、重いものを持ちあげるときはギックリ腰になりやすいので注意します。もしなってしまった場合には、まずは安静にすることが第一です。痛みが10日以上経っても引かない、足にシビレがある、血尿や血便、貧血があるなどの症状が出ている場合は医師の指示を仰ぎましょう。

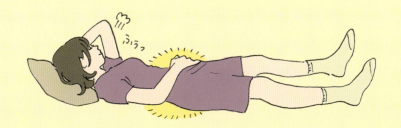

太ももの裏を伸ばして、腰痛予防！

no.18

カベに長座ストレッチ

気づいたときに 1day 4〜5セット

床に座って足を伸ばした状態（長座）で上半身を倒すと太ももの裏側がピリピリとして痛い、という人は、腰痛予備軍かもしれません。

1 カベから半歩離れて立ち、お尻をつけて寄りかかる。倒れないように両手をカベについて支えながら、腰をなるべく直角に折って太ももの裏側を伸ばす。

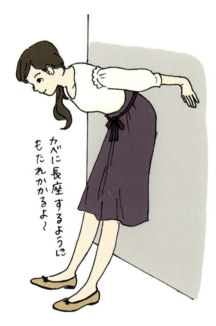

カベに長座するようにもたれかかるよ〜

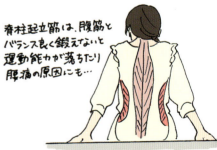

脊柱起立筋は、腹筋とバランス良く鍛えないと運動能力が落ちたり腰痛の原因にも…

☑ **POINT** 背中と膝を伸ばした状態のまま腰をなるべく直角にして、背中や太もも裏の筋肉を伸ばします。お尻を小さく振ったり、大きく振ったりとバリエーションをつけると効果的。揺することで筋肉を緊張させないようにして伸ばすことができます。腰痛の人は痛くない範囲でおこない、痛みを感じる場合は中止しましょう。

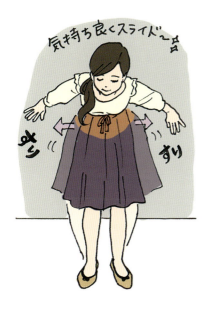

② 両手を少し広めにつきなおして、
カベを拭くようにお尻を左右に20回ほどスライドする。

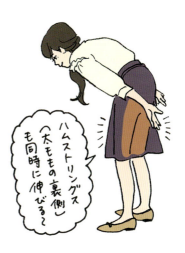

効果・解説
前屈が苦手だという人はカベを使ってみてはいかがでしょう。カベにもたれかかれば、腰を直角に曲げられなくても倒れることはありません。太ももの裏側＜ハムストリングス＞をしっかり伸ばすと良い姿勢を保ちやすくなり、腰の負担も軽減されます。内臓の位置を正しく調節し、腰や体幹の負担を減らしてくれる＜脊柱起立筋（せきちゅうきりつきん）＞や＜腹斜筋群（ふくしゃきんぐん）＞などの筋肉も鍛えられます。

第4章 ― 腰 ― 慢性腰痛

腹筋は内臓を支えるお腹のコルセット！

no.19

振り向き美人
ストレッチ

1day
2〜3セット

美くびれ＝腹斜筋が引き締まったボディ。
腹斜筋は、内臓を支えて腰をサポートする
天然のコルセットといわれています。

1 カベから半歩離れて、カベに背中をつけてもたれかかる。
そのまま足をクロスさせるように左足を、
右に大きく1歩踏み出す。

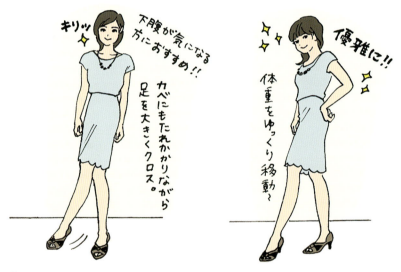

2 カベにもたれたまま、
踏み出した左足に体重を移動（左肩はカベから離れても良い）。
左手を腰に当てる。

☑ **POINT** 踏み出した足に体重を乗せきるのがコツ。膝と背筋はしっかりと伸ばして、綺麗な姿勢でおこないましょう。カベに肘を当てるときに肘を動かしてしまうとあまり意味がありません。肘を固定したまま腰をひねる動きだけで肘がカベにつくように、腹筋を意識しながら腰をひねります。

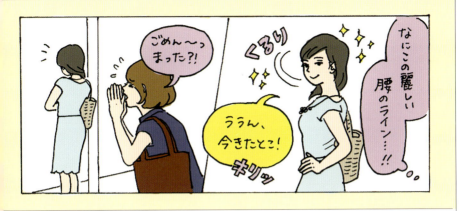

③ そのまま左手の肘がカベに当たるくらいまで、
顔と腰を一緒に左にひねる。
ひねった腰を戻して脱力。反対も同じようにおこなう。

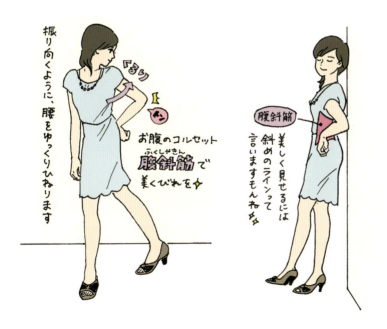

効果・解説

美しいくびれや引き締まったお腹周りを作るなら脇腹の筋肉＜腹斜筋＞です。＜腹斜筋＞は、体を倒したりひねったりするだけでなく、骨盤を引きあげる、内臓の位置を安定させる、排便をサポートするなど内側からも綺麗な体をつくります。鍛えれば、ずり下がった内臓の位置を押しあげ、下腹のたるみを解消し、腰の負担を減らす働きを高めます。

第4章 ― 腰 ― 慢性腰痛 ―

ダイエットや冷え予防にも最適

no.20

カベドン！ストレッチ

気づいたときに
1day
4〜5セット

振り返りながら「カベドン」するだけの体幹ストレッチ。
体幹を鍛えると、ダイエット効果だけでなく、
肩コリや腰痛、冷えの改善にも。

① カベを背に半歩離れて立ち、足を肩幅くらいに開く。
足の向きや位置を変えずに、そのまま腰を左にひねって、
後ろのカベに右手をつける。

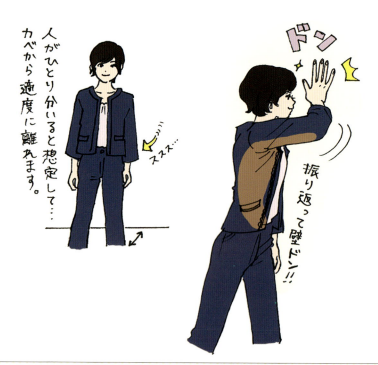

人がひとり分いると想定して…カベから適度に離れます。

振り返って壁ドン!!

☑ **POINT** 後ろを振り返るように顔と上半身を一緒にひねるのがコツです。余裕のある人は少しずつカベから離れてみましょう。離れるほど負荷がかかるので、様子を見ながらカベとの距離を調節します。はじめは疲れるので無理のない回数や速度でおこないましょう。

第4章 ― 腰 ― 慢性腰痛 ―

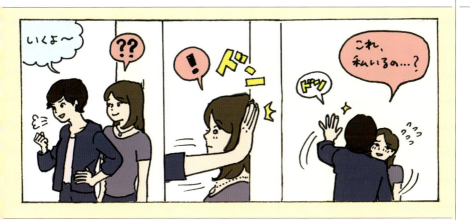

2 続けて同じように右にひねって、左手をカベにつける。
10〜20回、気持ち良く感じる程度に左右交互にひねる。

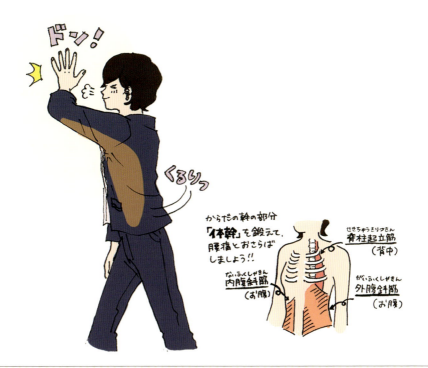

腰痛を治すために「運動しましょう」「腹筋や背筋をつけましょう」といわれたことはありませんか？　腹筋や背筋の筋力のバランスが悪いと背骨が歪み、腰に大きな負担をかけます。また、柔軟性がないことも腰痛の原因に。上半身を大きくひねることで、お腹の筋肉＜腹斜筋群＞や背中の筋肉をバランスよく鍛えます。下腹の引き締めにも効果的。

column 06
痛いときは温湿布？
それとも冷湿布？

　腰痛や肩コリ、捻挫(ねんざ)など筋肉のトラブルに日頃お世話になることの多い湿布薬。一般的に冷湿布と温湿布の2種類がありますが、この2つ、性質は全く正反対なのに、どちらも肩コリや腰痛に効くなどと書かれています。どちらをどう使い分ければ効果的なのでしょう？

　一般的に、急激に起こった痛み(捻挫やギックリ腰など)には、まず冷湿布を使うのが効果的といわれています。

　この場合、痛みの原因は筋肉の炎症。これを放っておくと、まわりの無傷な細胞が、内出血や炎症反応によって酸素不足になり、ますます腫れて痛みが増してしまいます。そうなる前に冷湿布で冷やして代謝のレベルを落とすことで、組織のダメージを最小限に食い止めることができるのです。

　では、温湿布はどういう時に使えばいいのでしょうか？　温湿布は、主に慢性的な痛みのある肩コリや腰痛などに用います。これは、患部を温めて血行を良くしてから、痛みも和らげるのが狙いだからです(患部に熱や腫れがある場合は冷湿布を使用します)。

　それぞれ逆効果にならないように、うまく使い分けるようにしましょう。

注意　痛みや症状によっては使い分けの例外もあります。どちらを使っていいかわからないときは、専門家に尋ましょう。

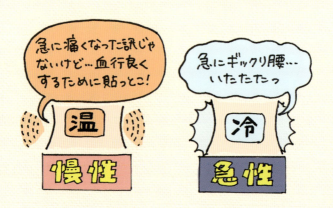

column 07
休みの日にいくら寝ても寝足りないのはなぜ？

　よく「寝貯めをすることはできない」とはいいますが、たくさん寝たはずの休みの日でも、寝足りない気がするのは一体どういうことでしょう。

　この寝た気がしないような、頭がボーッとする感じ、海外旅行での「時差ボケ」に似ていませんか？

　実はこの症状、悪い睡眠習慣によって起きた、まさにプチ「時差ボケ」状態。

　例えば、平日の起床時間が7時、休みの起床時間が12時とすると5時間の時差が生じます。そして休み明けにはまた7時の起床……というように、起床時間に大きな差をつけた生活を繰り返していると、「いつもスッキリしない」「寝ても寝足りない」といった時差ボケのような状態に陥ってしまうのです。

　実際には、平日にも残業やお酒を飲みに行くなどで就寝が遅くなったり、休み前は深夜まで夜更かししたりと、生活習慣が乱れがちな人もいますよね。

　このプチ「時差ボケ」状態から脱却するには、休みの日も普段の日と同じくらいの時間に起きて生活のリズムをなるべく崩さないように心がけることが大切です。

　また休みの日は遅くまで寝ているよりも、昼間に数十分ほどの昼寝をしたほうが、日頃の疲れをより回復できます。

　昼寝の直前にコーヒーなどのカフェインを摂れば、効き目がちょうど20～30分後にあらわれるので気持ち良く目覚めることができます。

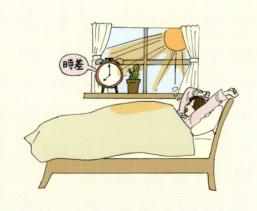

症状解説
ピリピリした神経痛
腰椎椎間板ヘルニア・坐骨神経痛

　背骨の骨と骨の間にある椎間板は、背骨に加わる力を分散する、いわばクッションの役目をしています。ギックリ腰や腰痛などで必要以上に大きな力がかかると、この椎間板の中身が飛び出して背骨を通る神経を圧迫し痛みを発生させます。場合によっては、神経の通り道であるお尻や足先にまで痛みやシビレが広がることもあります。

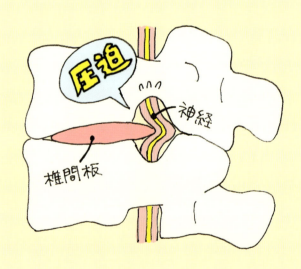

WHAT IS THIS SYMPTOM?

放っておくとどうなるの？

　椎間板ヘルニアは、放っておくというよりも悪化すると大変です。悪化すると立っていても（座っていても）腰や足に痛みが走り、夜間寝ていても発作的に鈍い痛みが続いて眠れないことも。手術が必要なときもあるので、数日間様子をみて痛みが続くようなら、迷わずに医師の診断を仰ぎましょう。

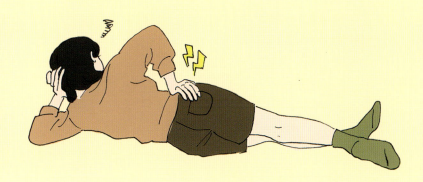

予防・改善するには？

　普段から腰に負担のかかる姿勢や動きをしないことが大切です。長時間腰を曲げて座っていると、そのときは大丈夫にみえても、腰に負担がかかった状態が続くため、後に慢性腰痛や腰椎椎間板ヘルニアの原因になってしまいます。時間を決めて休息をいれることをおすすめします。

　また、腰や足に軽い痛みがあるときは、安静にして数日間様子をみます。痛みが徐々に弱まってきたら、マッサージなどの施術を受けるのも良いでしょう。日頃から、ストレッチなどで腰の柔軟性を高めて予防を心がけましょう。

第4章 ― 腰 ― 腰椎椎間板ヘルニア・坐骨神経痛 ―

脱「丸い背中」「ぽっこり下腹」！

no.21

おへそふりふり
ストレッチ

1day
2〜3セット

下腹が出るのは、腹筋が弱くなり
内臓を支えきれていない証拠。放っておくと、
姿勢の歪みや腰痛の原因になってしまいます。

① カベから1歩離れて立ち、
肘をしっかり伸ばして両手を目の高さでカベにつける。
そのまま体重をカベにあずけて適度に脱力する。

※腰を反り気味にしたときに腰に痛みを感じる人はやめましょう

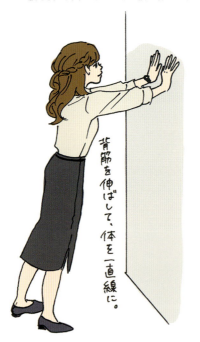

背筋を伸ばして、体を一直線に。

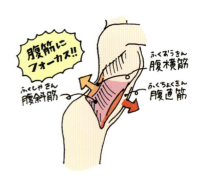

腹筋にフォーカス!!
ふくおうきん 腹横筋
ふくしゃきん 腹斜筋
ふくちょくきん 腹直筋

☑ **POINT** おへそを左右に向ける気持ちで腹筋を意識しながら振るのがコツです。余裕のある人は、少しかかとを浮かせるとより腹筋に力が入ります。腰痛の人は、カベに近づいたり振れ幅を小さくしたりするなど加減しながら慎重に。腰の痛みがひどいときは無理をせず安静にしましょう。

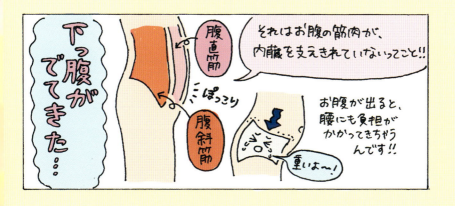

② 足を肩幅に開き腹筋に力を入れながら、おへそを左右に向けるように20回ほどお腹を軽く振る。

※反ったとき腰を痛めすぎないように、腹筋の力で加減をしながらおこないましょう

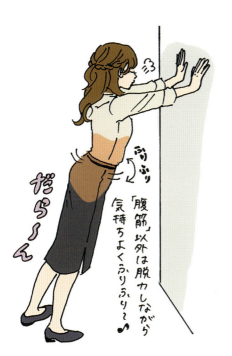

腹圧が弱いと背骨をしっかりと支えきれず、反り腰や猫背といった姿勢の悪さにつながってしまいます。

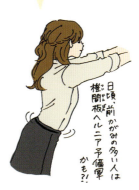

効果・解説
腹筋や腰まわりの筋肉がかたくなると、背骨や腰に負担がかかり腰痛や腰椎椎間板ヘルニア（P.96）を引き起こしてしまいます。ヘルニアの場合は、軽度なうちからストレッチなどで軽く背骨を反らしておくと、飛び出た椎間板を引っこめる矯正になります。筋力のない女性でも腹筋を意識しながら簡単にできる腰痛予防です。

座りっぱなしの「ぺたんこ尻」に

no.22 スパイダーマンストレッチ

1day 2〜3セット

長時間座った後のお尻と太ももを放っておくと、冷えやムクミ、生理不順、便秘、不眠などの不快症状へと発展します。

① カベのすぐ近くに立ち、両手をカベの上方につく。上半身をカベにぺったりとつけたら、よじ登るように右足を曲げ、なるべく高い位置で太ももの内側をカベにつける。顔を左に向けて、太ももの内側を伸ばしながら、深呼吸。足をおろしたら反対も同じようにおこなう。

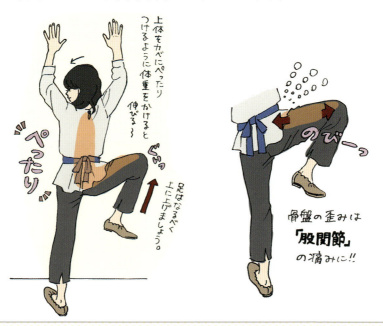

上体をカベにぺったりつけるように体重をかけると伸びる〜

ぺったり

足はなるべく上に上げましょう。

のび〜っ

骨盤の歪みは「股関節」の痛みに!!

☑ **POINT** カベに上半身・太もも・腰をつけたら、ゆっくりと顔を曲げた足と反対に向けます。そうすることで、背中の＜脊柱起立筋（せきちゅうきりつきん）＞がひねり伸ばされます。両手はバランスのとりやすい位置におき、足をあげるときに腰が痛い場合は、無理をせず一度安静にしましょう。

第4章 — 腰 — 腰椎椎間板ヘルニア・坐骨神経痛

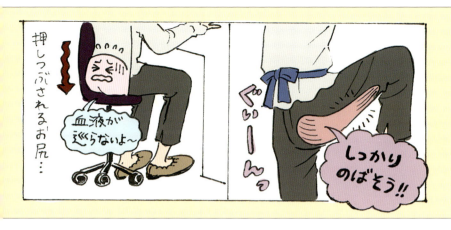

2 ①同様に右足を曲げ、なるべく高い位置で、今度は太ももの外側をカベにつける。顔を右に向けて、太ももの外側を伸ばしながら、深呼吸。足をおろしたら反対も同じようにおこなう。

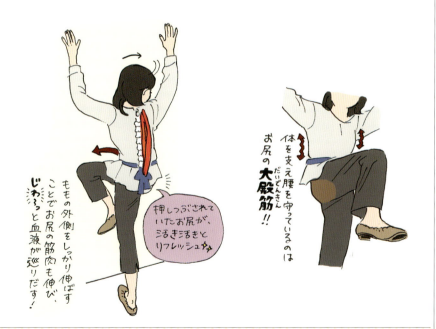

効果・解説 坐骨神経痛など足やお尻の痛みに発展することもあるので、下半身がかたい人は要注意です。このストレッチでは、座る・歩くなどの日常の動作を違和感なくおこなう＜股関節＞や＜脊柱起立筋＞、立ちあがる・階段をのぼるなどに使われるお尻の筋肉＜大殿筋＞をほぐして腰痛予防につなげます。カベに寄りかかるだけの簡単なストレッチです。

column 08
「骨太」っていうけど、
骨は太ったり痩せたりするの？

　私たちの体は、食べ過ぎれば太るし、ダイエットすれば痩せます。これは脂肪や筋肉の状態が変化したということです。

　骨についてはどうなのでしょう。

　「骨太」という言葉は、骨が太いこと、骨格がしっかりとしていることをあらわします。

　では、筋トレのように骨を鍛えたら骨が太くなることはあるのでしょうか。

　もしくは、食べ過ぎで骨が太ったり、その反対に「骨ダイエット」なんてものはあるのでしょうか？

　まず太ることについてですが、毎日何時間もトレーニングするアスリートの人達の中に、わずかながら骨が太くなる……という報告はあるものの、普通の人の場合は成長期が終わった時点で骨が伸びたり成長したりするということはありません。そんな気がするのは、骨や関節の周りにある靭帯や、その他の組織が運動などで多少大きくなるので骨が大きくなったと錯覚しているだけです。

　では、ダイエットしたら骨も痩せていくのかというと、それも無理なのが現実。むしろ、過剰なダイエットによる骨への影響は大変危険です。カルシウムの摂取量が極端に少なくなると高齢者の骨粗鬆症と同じように、若くても骨がモロくなってしまいます。さらにカルシウム不足は高血圧や動脈硬化を招く原因にもなります。

　ちなみに、お年寄りが小さくなっていくのは、骨ではなく主に骨と骨の間にある椎間板の厚みの減少によるものです。

　というわけなので、成長が止まってしまえば、骨は体みたいに太ったり痩せたりはしません。

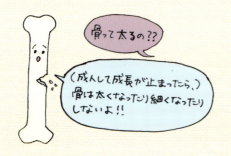

WALL STRECH

キレイに
磨きをかける

美容編

肩コリ解消とバストアップのW効果!

no.23

カベで肘立て伏せ
ストレッチ

1day
3〜4セット

姿勢を維持し胸を垂れさせないために、
前後に引っ張りあっている胸と背中の筋肉。
バランスよく鍛えることで美しいボディラインを作ります。

① カベから半歩〜1歩離れて、両肘を肩幅より広めに開き、顔の高さで曲げる。
そのまま両肘をカベにつける。

天然のブラ「クーパー靱帯」を知っていますか?
乳腺と大胸筋と皮膚をつなぎ、胸のふくらみを垂れさせないように吊りあげている靱帯です。クーパー靱帯にはゴムのような伸縮性はないため、激しい運動などで切れてしまうことも。一度切れてしまったクーパー繊維は修復がききません。激しい運動時にはスポーツブラを着用する、胸を支えている筋肉を鍛える、血行を良くするストレッチをするなど日頃から予防を心がけましょう。

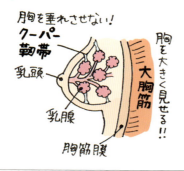

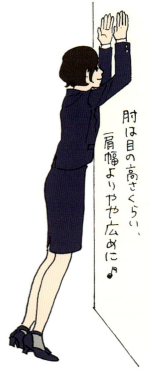

肘は目の高さくらい、肩幅よりやや広めに♪

☑ POINT 体をカベに近づけていくときは「胸を開いて左右の肩甲骨を近づける」ように、反対に体をカベから離していくときは「胸を閉じて左右の肩甲骨を離す」ように動かします。腹筋や肩甲骨の動きを意識しながら、ゆっくりとおこないます。肘の位置を上下に少しずらすだけで、また違った筋肉が使われるのでアレンジしてみてもいいかもしれません。

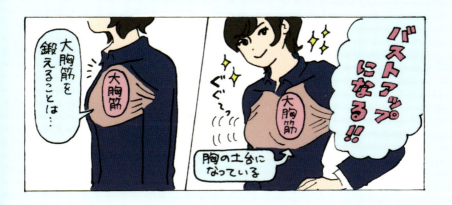

 カベに軽くもたれたまま腕立伏せをするように、ゆっくりと上体をカベに近づけて戻す。20回ほど繰り返したら元に戻る。

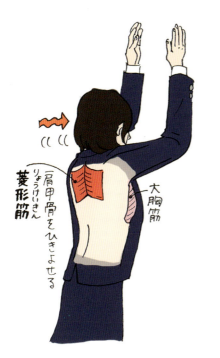

肘の位置を高くしたり低くしたりすることで、周辺のさまざまな筋肉をほぐすことができます。

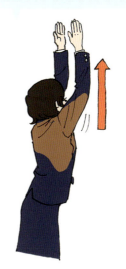

効果・解説
カベを使った肘立て伏せは筋力の無い女性でも簡単にでき、上半身のストレッチに最適。胸を引きあげる＜大胸筋＞や、肩甲骨を近づける＜菱形筋＞、内臓を支える＜腹筋＞を鍛え、姿勢改善・バストアップ・二の腕のたるみ解消・下腹の引き締めなどに役立ちます。筋トレほどつらくないのに、しばらく続けていると体がポカポカと温まってきます。

第5章 ― 美容 ―

ぷるぷるした二の腕は筋力不足が原因！
no.24

二の腕伸ばし
ストレッチ

1day
2～3セット

日常生活を送るだけでは二の腕は筋力不足まっしぐら！
見た目だけでなく肩コリや手のシビレなど
つらい症状を招きます。

1 右腕を真上にあげたら、
指が肩の後ろに触れるくらいまで肘を深く曲げる。
そのまま左足を前に出して右肘をカベにつける。

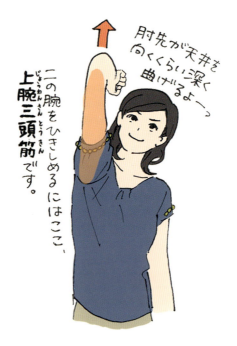

肘先が天井を向くくらい深く曲げるよー。

二の腕をひきしめるにはここ。
上腕三頭筋（じょうわんさんとうきん）です。

> ☑ **POINT** 二の腕から脇までをぺったりとカベにつける気持ちで、息を吐きながら二の腕を伸ばします。効きが弱いときは一歩踏み出した足にしっかりと体重を乗せて、少しだけ上体を内側にひねってみましょう。反動をつけずにゆっくり体重をかけるのがコツ。二の腕の筋が伸びてピリピリとしてきたら効いている証拠です。

第5章 ― 美容 ―

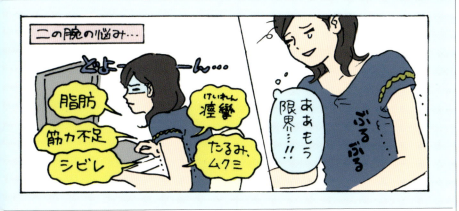

2 左足に体重を移動させながら、ゆっくりと息を吐いて二の腕を伸ばす。伸ばしきったら深呼吸をして静止。反対も同じように伸ばす。

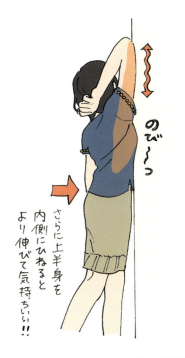

上腕三頭筋（じょうわんきんとうきん）…肘を伸ばすときに使われる筋肉。近年腕に力を入れて押し出す動きをしなくなったことで、日常生活ではほとんど使われていないといわれています。放っておくと筋力が衰え、ムクミやたるみの原因に。また、肩関節の柔軟性も乏しくなります。

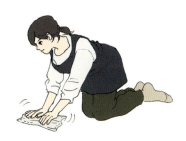

第5章 ─ 美容 ─

効果・解説
二の腕の後ろ側の筋肉＜上腕三頭筋（じょうわんきんとうきん）＞は、普段伸ばす機会があまりない筋肉です。そのため運動不足になりやすく、意識して使わないとたるみがちに。このたるみを解消するには、積極的に動かす必要があります。肩がうまく回らない、腕があがりにくいと感じる人は、日頃からストレッチを取り入れて二の腕や肩回りの筋肉を柔軟にして筋力をつけておきましょう。

カベを使って小まめに姿勢をチェック！

no.25

モデル気分
ストレッチ

1day
3〜4セット

体が疲れてくると重たい頭や肩を支えきれず、
縮こまった姿勢に。
これは内臓や背骨にとってつらい状態です。

① 身長を測るようにカベに背を向けて立ち、
後頭部、肩甲骨、お尻、かかとをぴったりとつける。

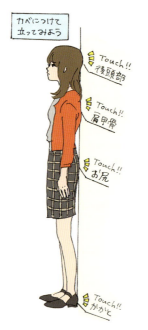

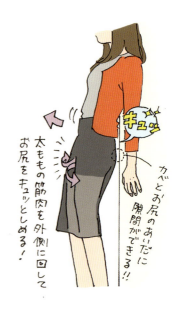

② ついたことを確認したら、カベにつけたお尻をぎゅっと締める。
※お尻を締めたことにより恥骨や下腹が前に出るので、お尻とカベに隙間ができる

> ☑ **POINT**　日頃、頭が肩よりも前に出てしまいがちな人は、カベに頭をつけたときのアゴの引き具合を覚えて意識して過ごすようにしましょう。猫背などの背中が丸まった姿勢になりがちな人は、このストレッチのようにカベに背中をつけたまま、まっすぐ上に背伸びをする気持ちで姿勢の改善を心がけて。

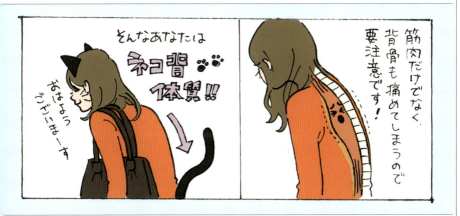

③ 前に出た恥骨や下腹付近に両手を当てて、再びお尻を
カベにつけるようにゆっくり押し戻す。そのまま両手で、
お腹の脂肪を胸まで持ちあげるようになぞりあげる。

※息を吸いながら上半身を上に引き伸ばしていく気持ちでおこなう

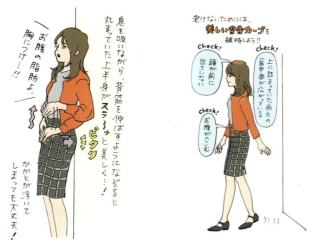

④ 両耳と両肩が横から見て一直線にそろったらゆっくりと
手をおろす。目線はまっすぐ遠くを見るようにして、後頭部、
肩甲骨、お尻、かかとがカベについているのを確認。
その状態をキープしながら少し歩く。

効果・解説
姿勢改善というのは体にとって負担の少ない姿勢を心がけるということです。猫背の人が反りすぎてしまっても、良い姿勢とはいえません。縮こまった上半身を上に伸ばすことで、腹筋や背筋、肋間筋にほどよく力が入り、背骨や腰の負担を軽減します。悪い姿勢は背骨を歪めて内臓機能を低下させてしまう恐れもあるので、良い姿勢を心がけてくださいね。

集中力が切れたらリンパを流そう！

no.26

耳ハンモック
ストレッチ

1day
3〜4セット

たるみやムクミが気になる寝起きの顔。
顔のリンパが集中する耳周りのツボを刺激すれば、
美容だけでなく眠気覚ましや脳の活性化にも役立ちます。

① いすに座ってテーブルに両肘をつく。
顔を真下に向けた状態で、手のひらと、
親指を除く4本の指で両耳の上部をつかむ。

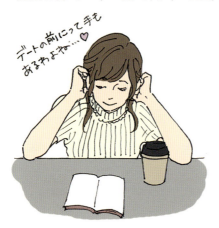

デートの前にッって手も
あるわよね…♡

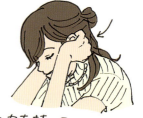

耳の上の部分をつかむ

首の力を抜いて、
頭がぶら下がるように

☑ **POINT** ストレッチをする前に、鎖骨の下あたりを20回ほどこすっておくと全体のリンパの流れが良くなり効果が高まります。耳は痛くない程度につかみ、長時間続けるなどのやりすぎには注意しましょう。頭をあずけるように首を脱力すれば、首の筋肉の疲労回復にも。

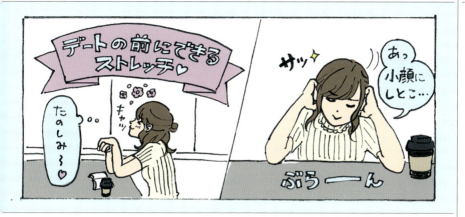

② そのまま首の力を抜いて頭をぶらさげたら、耳をつかんだ手を左右交互に引っぱり頭を20～30回ほど軽く左右に揺する。

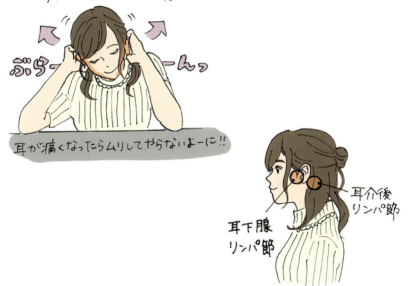

効果・解説
長時間同じ姿勢をしているとリンパの流れが滞り、ふくらはぎと同じく顔もむくみます。そんなときは、耳周りのリンパ節をほぐして顔のムクミを解消しましょう。作業の合間にすれば眠気覚ましや脳の活性化、小顔効果も期待できます。頭を軽く揺することで、首の筋肉の緊張がほぐれてリラックスします。

column 09
マッチョな人は体がかたい？

　ジムなどで体を鍛えているだろうマッチョな人を見て、筋肉ががっしりとして太いから、体がかたいのでは……と思ったりしませんか？

　実はこれはまったくの間違い。鍛えて筋肉が太くなるのと、体がかたくなることは別問題です。

　体が柔らかいというのは、関節と関節の間にくっついている筋肉がしっかりと伸び縮みすることで、関節を大きく開くことができる状態を指します。そのためには、筋肉が良好な状態でなければいけません。

　鍛えると筋肉は太くなり強度が増すので、柔軟性が乏しくかたいのでは？と思いがちですが、むしろ、運動をしていない人の方が血行が悪いので、筋肉がかたく、柔軟性がない場合が多いです。

　これは、日頃、体を鍛えに鍛えている体操選手などのアスリートが大きく開脚をみれば明らかです。

　ただし、鍛えすぎて筋肉が太くなりすぎると、隣り合った筋肉同士がぶつかり合って動きが制限されることはあります。

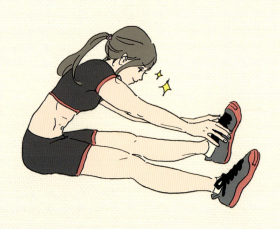

WALL STRECH

こんな
場所でも?!

珍スポット編

背中が丸まってきたら、大きくひと伸ばし！

no.27
行かないで！
ストレッチ

1day 3～4セット

疲れが取れない、熟睡できない人は
背中の大きな筋肉を伸ばして
体を一気にほぐしましょう。

① 建てつけのしっかりした柱を選び、
肘を伸ばしたまま両手で柱を抱えこむように持つ。
柱から1歩離れたところで足を肩幅くらいに開く。

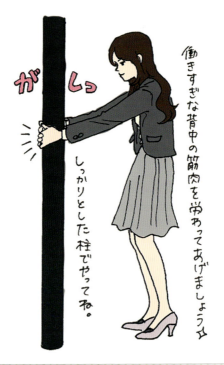

がしっ

しっかりとした柱でやってね。

働きすぎな背中の筋肉を労ってあげましょう☆

☑ **POINT** 近くに柱が無ければ、ドアノブなどでも対応可能です。体重を後ろにあずけて腕からお尻までを大きく伸ばすことで、背中の長い筋肉＜脊柱起立筋（せきちゅうきりつきん）＞を端から端までしっかりとほぐします。伸ばすときは深呼吸をするなどリラックスしながら。余裕のある人は少しずつ足を柱から遠ざけていきましょう。

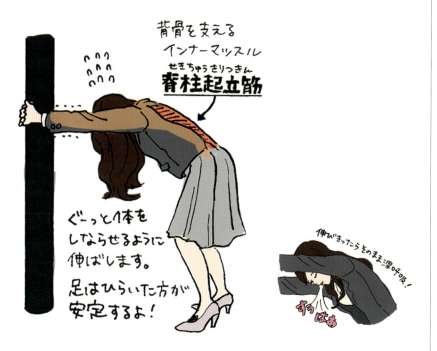

② 両腕のなかに頭を入れ込み、
ゆっくりと体重を後ろにかけながら、背中を伸ばす。
伸ばしきったところで深呼吸して、脱力する。

効果・解説
常に重たい体を支えているため疲れやすい筋肉、＜脊柱起立筋＞。この縦に長い＜脊柱起立筋＞を端から端まで伸ばすことで、体全体の代謝も効率よくUPします。疲れているときは背中を丸めて、だらっとした体勢で座りたくなりますが、そんなときこそストレッチの出番。筋肉が伸びほぐれることで、疲れも取れやすく集中力も高まります。

気になる下半身の冷え・太りの予防に

no.28

コーナーキック
ストレッチ

気づいたときに 1day 4〜5セット

腰やお尻まわりの筋肉が弱まると、冷えや便秘、さらに、冷えから守ろうと体に脂肪がついてしまいます。

**① ** カベのコーナー（角）の前に立ち、左右のカベにそれぞれ手をつく 左足を曲げてコーナーのできるだけ高い位置に膝をつけ、カベにもたれかかりながら太ももの裏側を伸ばす。

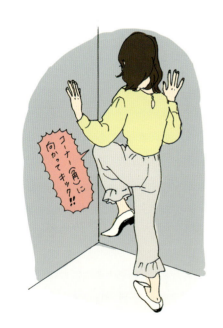

コーナー（角）に向かってキック!!

腰痛予防にはこの筋肉を鍛えるべしっ!!
股関節をやわらかく保つ ハムストリングス!!

☑ **POINT** 部屋の隅（すみ）など、カベが二面あるところを使って支えながらおこなえば、片足立ちのストレッチでも安心！ 膝を置く位置をなるべく高くすることで、太ももの裏側や外側をしっかりと伸ばします。②では右のカベに膝、左のカベにお尻をつけて、上半身を真正面に倒すとお尻の筋肉が気持ち良く伸びほぐれます。

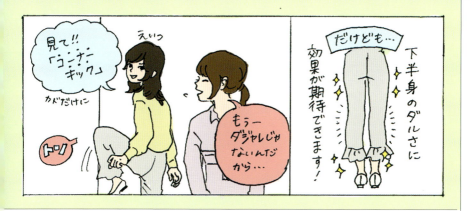

② カベのコーナーに体の正面を向けたまま、
左足を曲げて今度は右側のカベに膝をつける。
カベにもたれかかりながら、お尻の外側を伸ばす。
それぞれ反対の足も同じようにおこなう。

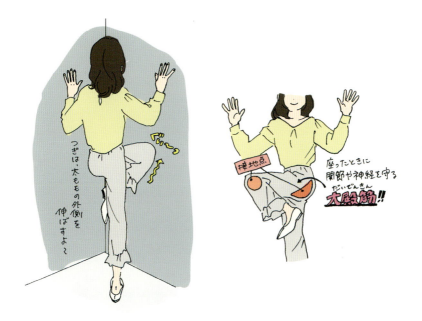

効果・解説

太もも裏の筋肉＜ハムストリングス＞は、歩いたり走ったりするときに膝を力強く曲げる筋肉で、かたくなると、膝の動きも悪くなり腰痛の原因になります。お尻の筋肉＜大殿筋＞が弱まると、下半身のムクミや冷えによる代謝の低下で下半身の太りやヒップラインにも影響が出ます。座り作業が続くときは、腰や太もものケアを心がけましょう。

呼吸筋を鍛えて心と体をリセット！
no.29
テーブルで寝返りストレッチ

気づいたときに
1day
4〜5セット

「代謝が低く太りやすい」
「鬱々とした気分になりやすい」などの悩みは、
呼吸筋がかたくなり、浅い呼吸になっているからかもしれません。

1 いすに座ったら両手を大きく前に投げ出し、
テーブルに突っ伏すように上半身を寝かせる。
足はしっかり地面につけて、両手の中に頭を入れ込む。

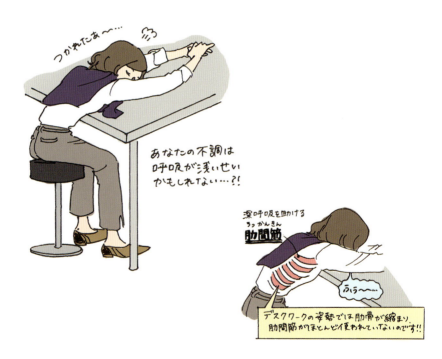

第6章 — 珍スポット —

✅ **POINT** 物があれば片づけて、なるべく広い（会議室にあるような）テーブルの上でおこないます。顔が天井を向くくらいまで上半身をしっかりとひねるのがコツ。テーブルが高いときは、いすをなるべく遠くに離して、両手をテーブルの端につき、空中で寝返りを打つようにしてひねります。

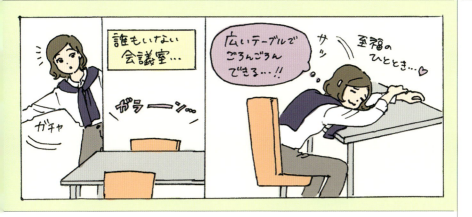

2 そのまま寝返りを打つよう上半身を左右どちらかに、ひねる。
脇腹や二の腕が十分に伸びたら元に戻る。
今度は反対に寝返りを打ち、同じように伸ばす。

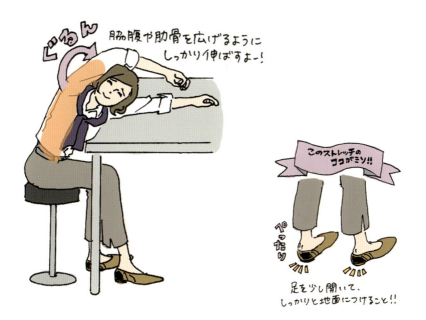

第6章 ― 珍スポット ―

効果・解説
デスクワークによる前屈みの姿勢を長時間続けていると、肋骨が狭くなり、その間にある＜肋間筋＞やその奥の＜横隔膜＞がこって、呼吸が浅くなります。この現代病とも呼べる「浅い呼吸」は、鬱々とした気分になりやすい、痩せにくいなどの弊害をもたらします。心当たりのある人は、呼吸筋をほぐして酸素量を増やし気分転換を図りましょう！

必ず行く場所で忘れずストレッチ！

no.30
個室でストレッチ

気づいたときに
1day
4〜5セット

一息つくトイレの個室。
その隙間時間に簡単なストレッチをするだけでも
コリの蓄積から解放されます。

① トイレの個室で座ったら、両手を高くあげて、肘を伸ばす。そのまま左右のカベに手のひらをつける。

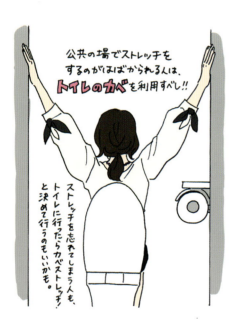

公共の場でストレッチをするのがはばかられる人は、**トイレのカベ**を利用すべし!!

ストレッチを忘れてしまう人も、トイレに行ったらカベでストレッチ、と決めて行うのもいいかも。

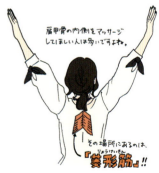

肩甲骨の内側をマッサージしてほしい人は多いですよね。

その場所にあるのは、『菱形筋（りょうけいきん）』!!

☑ **POINT** カベにつく手の位置は体の真横よりもやや後ろ気味(耳よりも後ろ)にすると、脇周りをより伸ばすことができます。頭を軽く揺すると首周りの筋肉も動かされるので、首から背中上部にかけてのコリもスッキリ。肘をしっかり伸ばして、デスクワークでは使われにくい二の腕や脇周りの筋肉を伸ばしましょう。

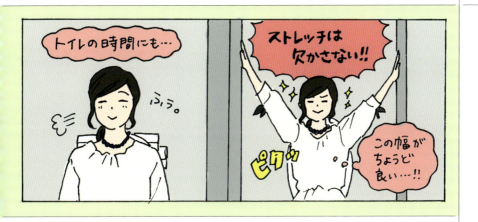

② ゆっくり胸を前方に10回ほど突き出す。
余裕がある人は、胸を突き出したときに頭を左右に軽く揺する。
手をおろして脱力したら、肩をぐるぐると回す。

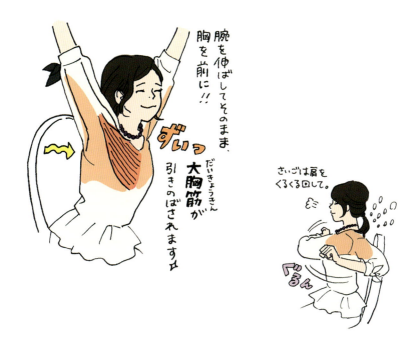

第6章 ― 珍スポット ―

効果・解説
パソコン作業のように細かい手元の作業が続くと、疲れてくるのが肩甲骨と背骨をつなぐ、＜菱形筋（りょうけいきん）＞。この筋肉は背中の＜脊柱起立筋（せきちゅうきりつきん）＞とともに疲弊しやすい筋肉です。背中の筋肉が弱くなってくると肩甲骨を後ろに戻しきれず、背中が丸まってしまいます。トイレ休憩を活かして、小まめに背中の筋肉をほぐして柔らかくしましょう。

column 10
つまらないオトコと、くだらないオンナのはなし

いきなり何の話かと思われますが、実はこれ、男女の胃腸の状態をあらわしています。

一般的に男性は下痢（つまらない）になりやすく、女性は便秘（くだらない）になりやすいといわれています。

すべてがそうだとはいいませんが、これには次のような説が考えられます。

男性に下痢や軟便気味な人が多いのは、腸管が太いことや食事（飲む）量が多いことが挙げられます。とくに無理な付き合いなどで生活習慣が乱れている男性は、アルコールや冷たい飲み物の摂取が多いために腸を過剰に刺激させ、腸の運動を必要以上に早めてしまいます。

その結果、体内への水分吸収がされにくくなり、下痢や軟便気味になってしまうといわれています。

女性に便秘気味な人が多いのは、理由の一つに女性ホルモンの影響が考えられます。女性は排卵期から月経前の時期に、女性ホルモンの一つである「黄体ホルモン」が多く分泌されて、腸の働きを抑制するといわれています。さらに女性は男性よりも筋力が弱いことや、食べる量も少ない（ダイエット願望も強い）ことも便秘の原因に関係しています。

健康面からいえば、便秘も下痢もあまり常習になると体に良くありません。

下痢や軟便気味の人は、普段からの食生活の改善を心がけることが大切です。便秘になりやすい人は、腹筋などの筋肉を鍛えて、便意を催したらすぐにトイレに行くようにしましょう。

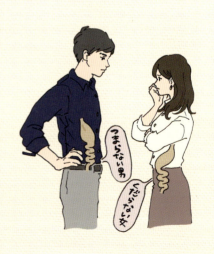

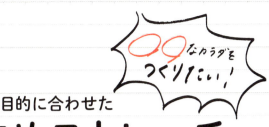

目的に合わせた
おすすめストレッチ組み合わせ

目的 ほどよく筋力をつけて、疲れない体をつくりたい！

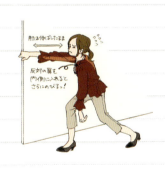
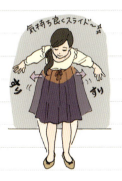
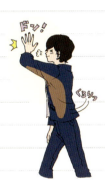

「引き戸がひらかない！」ストレッチ	「カベに長座」ストレッチ	「カベドン！」ストレッチ
▼ P.70	▼ P.88	▼ P.92

効果・解説

ストレッチは筋肉をつけるものではありませんが、筋肉の柔軟性を高めることで「けがをしにくい」「疲れにくい」「良い姿勢を保ちやすくなる」などの効果が期待できます。本書の中でも比較的、ハードな動きの3選。しばらくすると体がポカポカ温まってきます。

目的 コリによる睡眠不足を解消して、スッキリ目覚めたい！

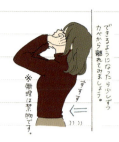

「ぶりっ子」
ストレッチ
▼
P.26

「だるまさんが転んだ」
ストレッチ
▼
P.68

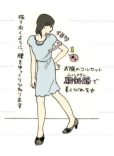

「振り向き美人」
ストレッチ
▼
P.90

効果・解説

体のコリがひどいと寝ている間もなかなかリラックスできず、疲れもとれません。肌や内臓の修復をおこなうホルモンも睡眠直後から3時間の間に多く分泌されます。寝る前に「首」「肩」「腰」をまんべんなくほぐし筋肉をゆるめるストレッチ3選。

目的 見た目もマイナス？ 猫背や姿勢の歪みを改善したい！

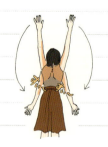

「水をすくって平泳ぎ」
ストレッチ
▼
P.58

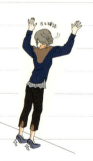

「周りをきょろきょろ」
ストレッチ
▼
P.72

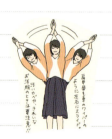

「メトロノーム」
ストレッチ
▼
P.80

効果・解説

腕を大きく伸ばしたり開いたりとダイナミックなストレッチの3選。縮こまった背中や胸の筋肉をほぐして、柔らかくしなやかな上半身を維持します。

目的　内側から健康的な体を作りたい！

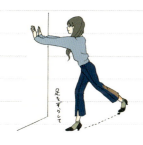 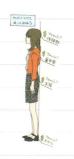 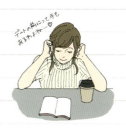

「かかとふりふり」	「モデル気分」	「耳ハンモック」
ストレッチ	ストレッチ	ストレッチ
▼	▼	▼
P.78	**P.108**	**P.110**

効果・解説

毎日続けられる美容効果を高めるストレッチ3選。
ムクミの代表「ふくらはぎ」を振って全身の血行を促進し、
腹筋を鍛えて内臓の動きを活性化。最後に顔のリンパを流します。

目的　体力も時間もないときに、ラクして体の疲れをとりたい！

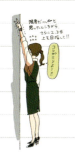 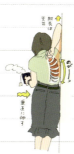 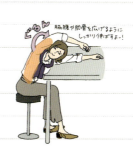

「指でお散歩」	「カベにふて寝」	「テーブルで寝返り」
ストレッチ	ストレッチ	ストレッチ
▼	▼	▼
P.46	**P.74**	**P.118**

効果・解説

比較的簡単にできるズボラ～な人向けの3選。ストレッチにはリラックス効果も
あるので、疲れを感じるときや忙しいときにすれば疲労回復や気分転換に。

おわりに

　「カベ」ストレッチ、いかがだったでしょうか。
　カベを押したり、寄りかかって体重をかけたり、とさまざまな動きや力のかけ方ができるので、普段あまり使わない筋肉もしっかりとほぐせたのではないでしょうか。

　オフィスや家で簡単にできる「カベ」ストレッチは、疲れたときはもちろんのこと、疲れを溜めない予防としても大いに効果があります。できれば毎日、小まめにおこなってください。自分の力でほぐす習慣がつけば今よりももっとラクになっていくでしょう。ストレッチは、いつでもどこでも誰とでもおこなうことのできる気軽な健康法です。この「カベ」ストレッチをあなたの身近な誰かにも、ぜひ教えてあげてください。

　最後に本書の出版に際して、多くの方々のご縁とご協力をいただきました。とくに私のつたない文章に、いつもやさしく的確なアドバイスをしてくださった、雷鳥社の平野様。私のわがままで結果として数百枚になってしまったイラストにも文句をいわず、イメージ通りの絵を描いていただいたイラストレーターのおおき様。ご尽力をいただき、本当にありがとうございました。この場を借りまして厚く御礼申し上げます。
　最後まで読んでいただいて、ありがとうございました。
　それでは、皆さまの健康を祈りつつ……

古賀直樹

PROFILE

著　古賀直樹 こが・なおき

東京都中野区にある中野坂上治療院代表。日本で最初の鍼灸大学、明治国際医療大学で鍼灸を学び、鍼灸師・整体師として30年近く治療を続ける。著書に『ツボ療法・ツボ体操の健康読本』(秀和システム)などがある。他にもwebサイト『サワイ健康推進課』(沢井製薬)にて連載コラムの監修、『壮快』『日経ヘルス』『健康』含め20誌以上からメディア取材による掲載を受けている。「中野坂上治療院」で検索。

絵　おおきなお

1994年北海道生まれ。武蔵野美術大学油絵学科を卒業。会社に勤める傍ら、イラストレーターとしてライブやトークイベントの広告・グッズ展開などに関わる。人の体の曲線や動きの癖をとらえたイラストを得意とする。

はたらく女子のオフィスで
「カベ」ストレッチ

2018年12月25日　初版第1刷発行

著者	古賀　直樹
絵	おおきなお
編集	平野さりあ
装幀	吉村雄大 スタジオ・プントビルゴラ
本文デザイン	鈴木光枝 スタジオ・プントビルゴラ
印刷・製本	シナノ印刷株式会社
発行者	安在美佐緒
発行所	雷鳥社
	〒167-0043 東京都杉並区上荻2-4-12
	TEL 03-5303-9766 FAX 03-5303-9567
	http://www.raichosha.co.jp/
	info@raichosha.co.jp
	郵便振替 00110-9-97086

定価はカバーに表示してあります。本書の記事・イラストの無断転載・複写はかたくお断りします。
著作権者、出版社の権利侵害となります。万一、乱調・落丁本の場合はお取り替えいたします。

※万一、ストレッチをしている時に痛みや体調不良を感じた場合は即中止してください。
　痛みがひどい場合は、医師にご相談されることをおすすめします。

ISBN　978-4-8441-3747-4
©Raichosha 2018 Printed in Japan.